Atem

Kraftquelle deines Lebens

Swami Saradananda

Atem
Kraftquelle deines Lebens

Klassische Übungen aus dem Pranayama

TRIAS

Wichtiger Hinweis
Die im Buch veröffentlichten Ratschläge wurden mit größter Sorgfalt von Verfasserin und Verlag erarbeitet und geprüft. Eine Garantie kann jedoch nicht übernommen werden. Ebenso ist eine Haftung der Verfasserin bzw. des Verlages und seiner Beauftragten für Personen-, Sach- oder Vermögensschäden ausgeschlossen. Es wird empfohlen, dass Sie, bevor Sie eine Übung aus diesem Buch anwenden, einen Arzt konsultieren, vor allem wenn Sie unter gesundheitlichen Problemen leiden oder schwanger sind.

Bibliografische Information der Deutschen Bibliothek
Die Deutsche Bibliothek verzeichnet diese Publikation in der Deutschen Nationalbibliografie; detaillierte bibliografische Daten sind im Internet über http://dnb.ddb.de abrufbar.

Originaltitel: The Power of Breath
Originalverlag: Watkins Media Limited

Projektleitung: Franz Leipold
Übersetzung: Eva Lepold
Herstellung: Veronika Preisler
Redaktion und Satz: Print Company Verlagsgesellschaft m.b.H., Wien
Umschlaggestaltung und Layout: CYCLUS Visuelle Kommunikation, Stuttgart
Umschlagfoto: Fotolia
Printed in China
ISBN 978-3-432-10822-3

5 4 3

Besuchen Sie uns im Internet: www.trias-verlag.de

Ich widme dieses Buch Swami Vishnu-Devananda,
der nicht nur mein spiritueller Lehrer und Mentor,
sondern auch ein großer Meister von Pranayama war.

»Da machte Gott der Herr den Menschen aus Erde vom Acker und blies ihm den Odem des Lebens in seine Nase. Und so ward der Mensch ein lebendiges Wesen.«

Erstes Buch Mose, 2.7

INHALT

Depression 150
Gewichtsprobleme 150

EINLEITUNG

Die Schulung der Atmung ist ein kraftvolles Instrument, um Geist und Körper zu beleben und mit Emotionen fertigzuwerden. Atemtechniken haben weitreichenden Nutzen. Da sie die Sauerstoffaufnahme steigern und den Körper von Schlacken reinigen, regen sie alle Körpersysteme an und bewirken, dass wir uns zugleich lebendiger und entspannter fühlen – und das auch ausstrahlen. Dadurch können Sie auch in angespannten Zeiten einen ruhigen Geist bewahren. Die Atemübungen in diesem Buch gehen noch einen Schritt weiter. Sie schenken Ihnen das nötige Werkzeug und Wissen, um Zugang zu Ihrer Lebenskraft zu finden. Die Yogaphilosophie lehrt uns, dass der Atem die physische Manifestation der Lebenskraft ist, die uns leben und atmen und in dieser Welt funktionieren lässt. Diese Lebensenergie gibt Ihnen die Kraft, zu denken, zu verdauen, zu hören, zu lachen, zu niesen, und für all die anderen Tätigkeiten, die Sie ständig bewusst oder unbewusst machen. Diese jedem Wesen innewohnende Lebensenergie wird in vielen östlichen Philosophien beschrieben. In Indien nennt man sie *Prana*. Obwohl es nicht materieller Natur ist, fließt Prana durch den ganzen Körper und durchdringt jede Zelle wie Wasser einen Schwamm.

Die Übungen in diesem Buch helfen Ihnen, Prana besser zu nutzen. Prana erfüllt fünf Hauptfunktionen, die in fünf verschiedene Energiearten oder *Vayus* (Winde) eingeteilt werden (*siehe unten*). Jedes Hauptkapitel ist

DER LEBENSATEM

Die Übungen in diesem Buch fördern Lebenskraft und Wohlbefinden, Sie sollten sie aber mit einer gesunden Lebensweise ergänzen: Essen Sie mehr Obst, Gemüse und Vollkornprodukte, und üben Sie möglichst jeden Tag. Versuchen Sie, ungesunde Gewohnheiten, etwa das Rauchen, aufzugeben. Auf diesen Seiten finden Sie immer wieder Kästen mit Atemtipps, um auch im Alltag gesünder zu leben. Eine der besten Übungen ist, den Atem immer wieder zu beobachten und einige Male tief durchzuatmen, besonders wenn Sie unter Druck stehen. Und achten Sie darauf, welche Wirkung das auf Körper, Geist und Seele hat.

einer dieser Energieformen oder Vayus gewidmet und bietet Übungen, um sie zu stärken, zu vertiefen und ihnen Ausdruck zu verleihen. Die lebendige Ausgewogenheit dieser fünf Umwandlungsformen von Prana steigert Ihre Gesundheit und Vitalität.

PRANA VAYU (Kapitel 2, *Seiten 38–61*), die erste der fünf Formen von Prana, trägt den gleichen Namen wie der Überbegriff. Prana Vayu ist der vitalisierende Atem, der das Einatmen, den Eintritt von Prana, steuert, jener dynamischen Kraft, die uns die Aufnahme aller Arten von Energie ermöglicht.

SAMANA VAYU (Kapitel 3, *Seiten 62–81*), die zweite Form oder »Mittelatem«, bereitet den Sauerstoff in den Lungen auf. Dieser nährende Atem hilft, Nahrung zu verdauen sowie Gedanken und Gefühle zu verstehen.

VYANA VAYU (Kapitel 4, *Seiten 82–103*) reguliert die Zirkulation und Verteilung des Sauerstoffs im Körper. Vyana Vayu ist der alles durchziehende Atem; er befördert die vitale Nahrung und bewirkt, dass wir nach außen treten und uns der Umwelt mitteilen.

APANA VAYU (Kapitel 5, *Seiten 104–127*), der nach unten fließende Atem, reguliert das Ausatmen und die Kohlendioxidabgabe. Er hat reinigende Funktion, ist aber auch die freisetzende Kraft bei der Geburt eines Kindes.

UDANA VAYU (Kapitel 6, *Seiten 128–147*) ist der aufsteigende Atem, die fünfte Umwandlungsform von Prana. Udana begleitet Apana Vayu beim Ausatmen und lässt die Energie »aufsteigen« und Ausdruck finden. Dieser expressive Atem gibt uns die Energie für Stimme und Sprache und lässt uns Gedanken in Handlungen umsetzen.

Beginnen Sie auf jeden Fall mit Kapitel 1, das Sie in den Nutzen, die Theorie und Techniken zur Reinigung Ihres Atmungstraktes und in die richtige Sitzhaltung einführt. Diese Atemverbesserungstechniken sind die perfekte Ergänzung zu Fasten- und Entgiftungskuren und wirken den Problemen des modernen, hektischen Lebens entgegen. Ich hoffe aber, dass die Übungen Sie in Kontakt mit Ihrem energetischen Kern bringen und ein tiefes Verständnis wecken und Ihr allgegenwärtiger Atem Sie mit einer Kraft verbindet, die viel größer als Sie selbst ist.

DIE BEDEUTUNG RICHTIGER ATMUNG

Atmen ist wohl die unmittelbarste aller Notwendigkeiten des Lebens. Als gesunder Mensch können Sie etwa sechs Wochen ohne Essen und einige Tage ohne Wasser überleben, doch ohne Atmen ist es in einigen Minuten um Sie geschehen. Ihr Atem ist auf Ihrer Reise durch das Leben Ihr engster Weggefährte. Sie beginnen das Leben auf der Erde mit dem ersten Atemzug sofort nach der Geburt und werden dieses eines Tages mit dem letzten Atemzug »aushauchen«. Dazwischen begleitet Sie Ihr Atem ständig. Er ist Ihnen näher als alles andere und wertvoller als jeder Besitz und geliebte Menschen – denn wenn Sie den Atem verlieren, verlieren Sie alles. Und trotzdem denken Sie wie die meisten Menschen kaum jemals darüber nach, wie und warum Sie atmen.

Obwohl niemand ohne zu atmen überleben kann, schaffen es dennoch viele Menschen, einen guten Teil ihres Lebens zu verbringen, ohne je richtig durchzuatmen. In den 30 Jahren, in denen ich Yoga und Meditation lehre, habe ich bemerkt, dass es sogar den hingebungsvollsten Praktizierenden oft an Einsicht und an Handwerkszeug fehlt, um die Atmung in den Griff zu kriegen. Das hektische Tempo der heutigen Zeit in Verbindung mit unserer sitzenden Lebensweise fördert ungesunde Atemgewohnheiten, die zu körperlichen Verspannungen führen. Diese verhindern, dass sich der Brustkorb beim Atmen vollkommen ausdehnen kann. Doch schlechte Atemgewohnheiten fordern von unserer körperlichen, geistigen und emotionalen Gesundheit einen hohen Tribut, denn in einem Körper, dem es durch falsche Atmung an Sauerstoff mangelt, können Viren und Bakterien gut gedeihen. Flache Atmung trägt außerdem zu vielen chronischen stressbedingten Beschwerden bei.

Blicken Sie sich einmal im Büro, im Bus oder in der Bahn bewusst um, und beobachten Sie, wie viele Menschen nur »halb atmen«. Sie atmen so flach ein, dass sich der Brustkorb kaum weitet; oft lässt sich gar keine Bewegung wahrnehmen. Achten Sie auch darauf, dass diese Menschen

VORTEILE RICHTIGEN ATMENS

Richtiges Atmen heißt, gesund zu atmen. Richtiges Atmen hilft Ihnen, die körperliche, geistige und emotionale Gesundheit zu fördern und zu bewahren:

- *Es steigert Energie und Ausdauer.*
- *Es reduziert Müdigkeit und kann den Schlafbedarf senken.*
- *Es löst körperliche Anspannung und hilft, besser mit Druck und Stress fertig zu werden.*
- *Es verleiht Ihrer Gesichtsfarbe und Ihren Augen einen lebendigen Glanz.*
- *Es regt das Immunsystem an und setzt chemische Stoffe frei, die Heilprozesse fördern.*
- *Es stärkt die Konzentrationskraft sowie die Fähigkeit, klar zu denken.*
- *Es hilft, zur Ruhe zu kommen und aufwühlende Emotionen zu meistern.*
- *Es maximiert den verbalen Ausdruck, da es die Stimme stärkt und klares Denken fördert.*

nur halb ausatmen, da richtiges Ausatmen anstrengender ist als Einatmen. Ein Asthmaanfall ist ein extremes Beispiel für diese Art der Atmung. Asthmatiker versuchen dabei verzweifelt, sauerstoffreiche Luft einzuatmen, doch da die Lunge mit verbrauchter Luft gefüllt ist, ist dort kein Platz für frische Luft. Sie müssen daher richtig ausatmen, bevor Sie voll einatmen können. Deshalb betonen viele Übungen das Ausatmen. Genau aus diesem Grund zwingt Sie auch die Natur, wenn Sie aus Erschöpfung oder Langeweile gähnen oder seufzen, Ihre Lunge zu entleeren, damit Sie frischen Sauerstoff und Energie aufnehmen.

Die bewusste Kontrolle Ihrer Atmung hilft Ihnen, ein erfüllteres Leben zu führen, da Sie den Körper von Abfallstoffen reinigen und die Sauerstoffaufnahme steigern. Sie hilft auch gegen Angstsymptome, wie verspannte Schultern, Magenkrämpfe und eine gerunzelte Stirn, und kann den Geist beruhigen und die Stimmung aufhellen. Beim Ausführen dieser Atemübungen werden Sie bemerken, dass Sie klarer denken, entschlossener handeln und Ihren Emotionen weniger ausgeliefert sind.

DIE VERBINDUNG KÖRPER-ATEM-GEIST

Der Atem ist die Schnittstelle zwischen Körper und Geist. Jeder Gedanke, jede Handlung und Emotion beeinflusst Ihren Atem. Bei Aufregung beschleunigt sich der Atem und bereitet den Körper darauf vor, aktiv zu werden, während Sie in Überraschungsmomenten scharf einatmen, um das Gehirn mit Sauerstoff zu versorgen, was schnelles Denken anregt.

Wenn ich Atemübungen lehre, beginne ich oft mit der Demonstration dieser engen Verbindung von Körper-Atem-Geist. Ich bitte meine Schüler, die Augen zu schließen und mitzuzählen, während ich auf einen Tisch klopfe. Anfangs klopfe ich langsam und laut, danach unregelmäßiger und weicher. Die meisten Schüler halten dann den Atem an, da sie versuchen, sich zu konzentrieren, ohne sich dessen bewusst zu sein. Solch eine Reaktion ist in der Tierwelt weitverbreitet. Beobachten Sie, wie still eine Katze ist, wenn sie einem Vogel auflauert. Sie ist so konzentriert, dass sie kaum atmet. Als Kinder wissen wir um diese Verbindung von Geist-Atem-Körper. Würde ein zweijähriges Kind Sie schnell oder unregelmäßig atmend vorfinden, würde es fragen, was mit Ihnen los sei. Dies muss nicht erlernt werden, wir wissen es instinktiv. Durch Atemlenkung können Sie dieses instinktive Wissen bewusst nutzen und verstehen lernen, wie sehr die Atmung unsere körperliche und geistige Verfassung beeinflusst. Und da der Körper ein lebendiges, sich ständig regenerierendes System ist, vermögen Sie durch gezielte Atemübungen willentlich Kontrolle auszuüben, um ungesunde Atem-, Denk- und Verhaltensmuster zu verändern. So hilft Ihnen etwa die bewusste Verlangsamung und Vertiefung des Atems, sich auch unter Druck besser sammeln und ruhiger agieren zu können.

Wenn Sie bei Yoga Atemübungen oder *Pranayama* praktizieren, sind Sie schon mittendrin, die Verbindung von Körper-Atem-Geist umzupolen. *Pranayama* ist Sanskrit und bedeutet »Kontrolle des Prana«. Prana ist jene Energie, die Ihnen Leben einhaucht. Yogis betrachten den Atem als die physische Erscheinung dieser vitalen Energie.

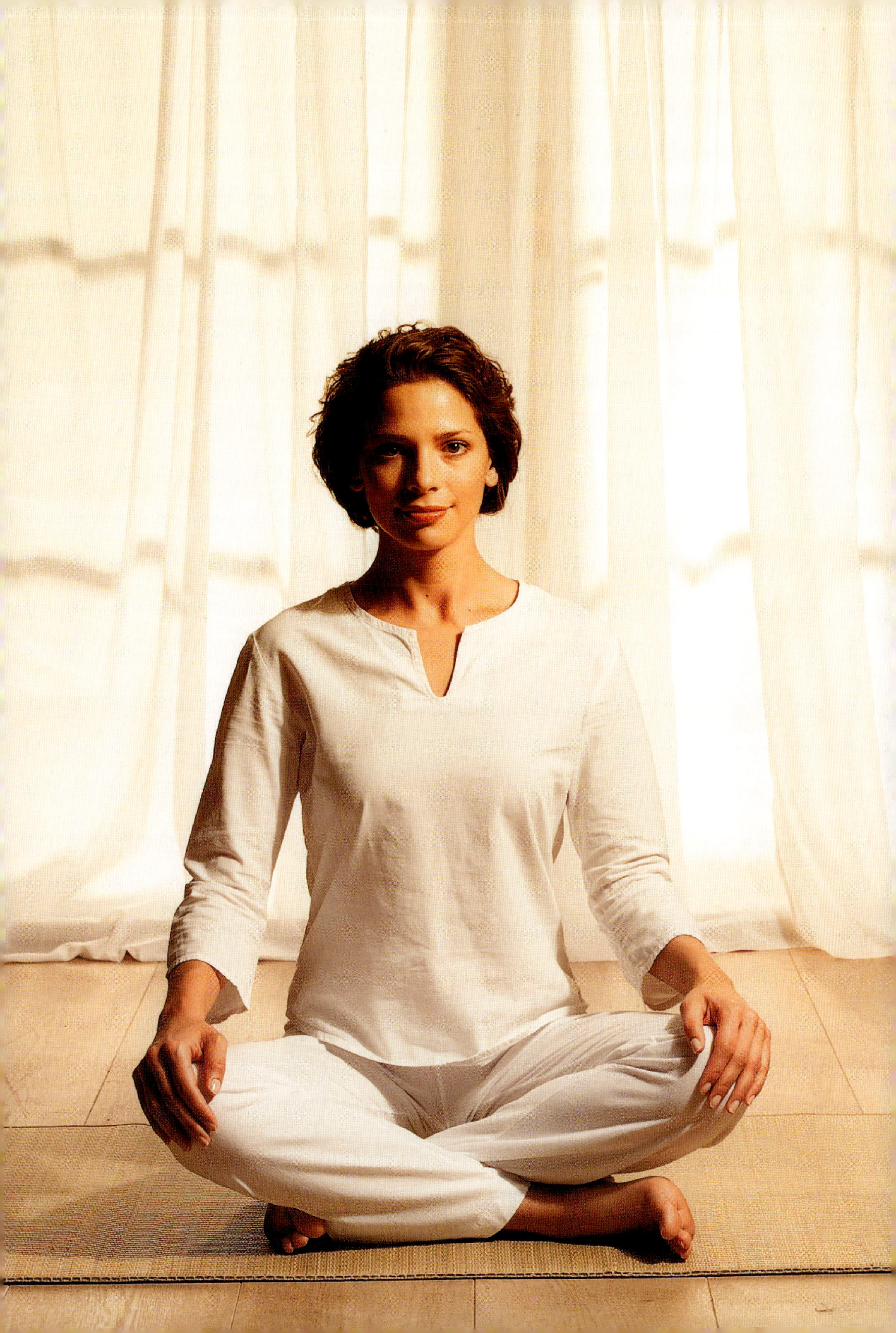

DEN ATEM VERSTEHEN

Die Übungen in diesem Buch helfen Ihnen, zu erkennen, wie das Prana durch Sie fließt und wie Sie es lenken können, um Ihr physisches, mentales und emotionales Wohl zu steigern. Davor sollten Sie sich mit den drei Elementen, die einen Atemzug bilden, und deren relativer Gewichtung vertraut machen: Einatmen, Ausatmen und dazwischen das Anhalten der Luft. Bei den meisten Übungen liegt der Fokus auf dem Ausatmen.

Einatmen

Wenn die Lungen Luft aufnehmen, gelangt Sauerstoff in den Körper, der ihn mit einem der lebenswichtigen Elemente versorgt. Das Einströmen der Luft in die Lungen passiert nahezu automatisch: Sobald wir ausatmen, folgt darauf mühelos das Einatmen. Aus diesem Grund wird das Einatmen in vielen Übungen in diesem Buch nicht speziell hervorgehoben.

Ausatmen

Beim Ausströmen der Luft geben wir Abfallprodukte wie Kohlendioxid ab. Unsere Lunge fungiert hierbei als Ausscheidungsorgan. Yogis glauben, dass mit dem Ausatmen auch Unreinheiten des Geistes ausgeschie-

WAS SPRICHT DAFÜR, DAS RAUCHEN AUFZUGEBEN?

Rauchen schädigt jedes Körperorgan, doch es ist besonders schädlich für die Atmungsorgane – die Lunge – und erhöht das Risiko, an Lungenerkrankungen zu sterben, ums Zehnfache. Die Atemübungen in diesem Buch werden Sie nicht zwangsläufig dazu bringen, mit dem Rauchen aufzuhören. Wenn Sie allerdings selbst gerne aufhören wollen, können sie Sie kräftig dabei unterstützen. Atemübungen reinigen die Atmungsorgane und geben Ihnen neue Energie. Sie können auch zur Steigerung der Willenskraft beitragen, indem sie Ihnen vor Augen führen, dass Sie nichts aufgeben, sondern sich selbst eher ein Geschenk machen – die Freude, die aus dem tiefen Atmen erwächst.

WIE ATEMÜBUNGEN FUNKTIONIEREN

Folgende Elemente beeinflussen das Ergebnis oder die körperlichen und emotionalen Wirkungen jeder Atemübung:

- *Die Länge des Einatmens.*
- *Die Länge des Ausatmens (meist doppelt so lang wie das Einatmen).*
- *Die Länge des Atemverhaltens (oder Verharrens) nach dem Einatmen.*
- *Das Luftvolumen des Ein- und Ausatmens.*
- *Das Verhältnis jedes Elements des Atmens zu den anderen Elementen: dem Einatmen, Ausatmen und Atemanhalten.*
- *Der Ort im Körper, wo die Konzentration hingelenkt wird, etwa Herz oder Nabel.*
- *Die Anzahl der Wiederholungen von einer Übung oder Atemzyklen.*

den werden, und sich folglich, wenn man unter Kurzatmigkeit leidet oder nicht vollständig ausatmen kann, Toxine im Körper ansammeln, die den Geist negativ beeinflussen können. Ausatmen hilft auch, den Körper und Geist an Veränderung anzupassen. Wenn Sie unter eine kälter als erwartete Dusche steigen, werden Sie wahrscheinlich scharf einatmen.

Atemverhaltung

Die Absenz von Ein- und Ausatmen wird gemeinhin als Anhalten der Luft, hier als Atemverhaltung, bezeichnet. Dies wird als Übergang zwischen den beiden Handlungen betrachtet. Wenn Sie einatmen und den Atem anhalten, steigt die Gasaustauschrate in der Lunge aufgrund des erhöhten Drucks (*Seiten 20–21*). Das bedeutet, dass mehr Sauerstoff aus den Lungen in das Blut gelangt. Zugleich werden mehr Kohlendioxid und andere gasförmige Abfallstoffe aus dem Blut in die Lungen abgegeben und beim Ausatmen ausgeschieden. Die oft unbeachtete Pause nach dem Ausatmen ist technisch betrachtet auch eine Atemverhaltung. Sie wirkt äußerst beruhigend und findet daher hier in einigen Übungen Anwendung.

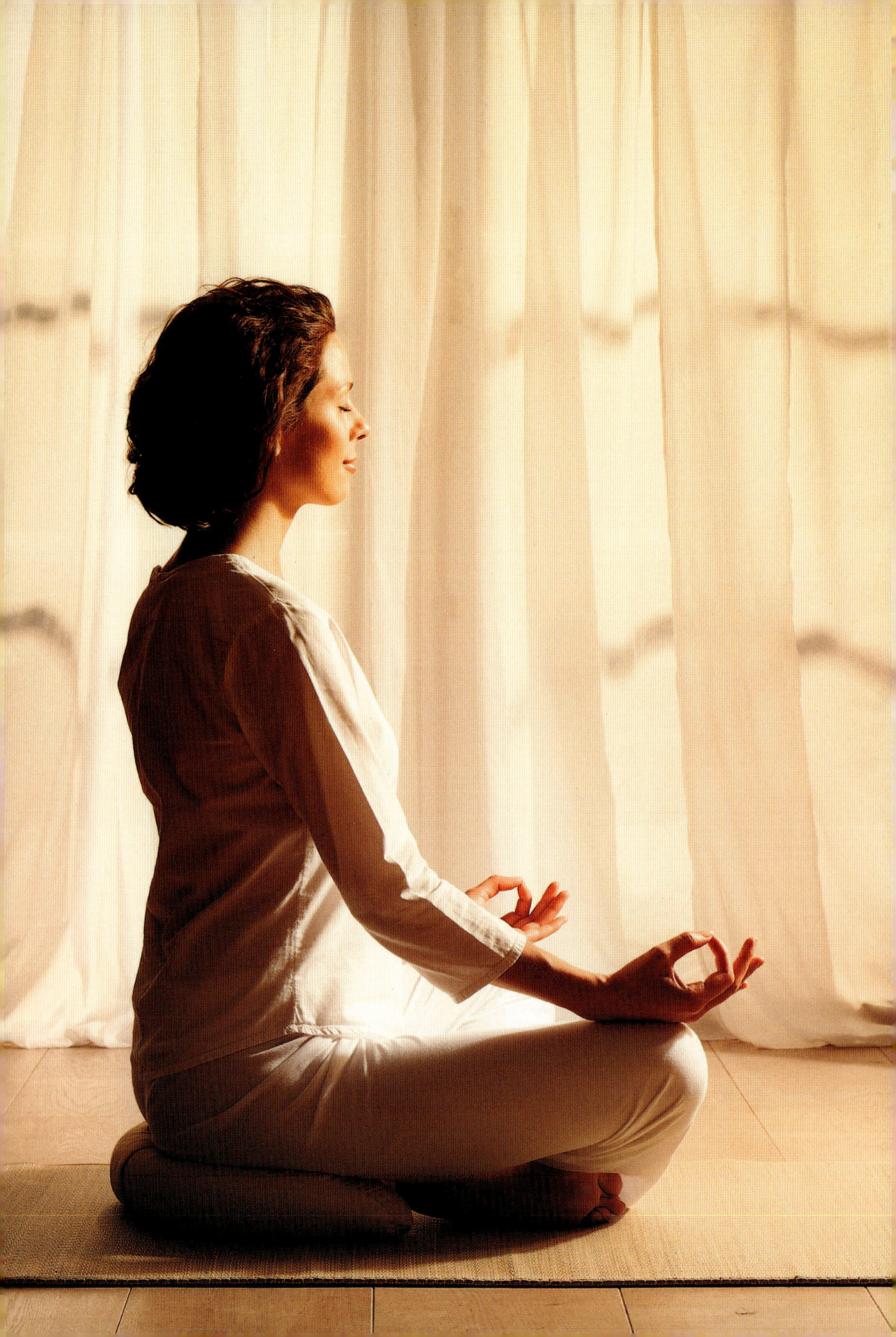

KAPITEL 1

DEN ATEM ERFORSCHEN

Bevor Sie mit den Atemübungen in diesem Buch beginnen, sollten Sie das Atmungssystem verstehen. Daher bekommen Sie auf den folgenden Seiten Einblick in die Anatomie der Atmung, d. h. in ihre körperliche Basis, sowie in ihre Physiologie, also jene Abläufe, die beim Ein- und Ausströmen von Luft passieren. Sie finden Übungen, mit deren Hilfe Sie prüfen können, ob Sie die Lungen und Nasengänge optimal nutzen.

Das Kapitel führt Sie noch tiefer in die Kunst des Atmens ein. Es bringt Ihnen die Anatomie des feinstofflichen Energiesystems nahe und erklärt, wie die körperlichen Atemübungen die fünf Energien im Körper beeinflussen, die in der indischen Yogaphilosophie unter dem Begriff *Prana* zusammengefasst sind. Auch diese sind von praktischen Übungen begleitet, die dazu dienen, Ihr Energiesystem zu reinigen. Dieses Kapitel vermittelt Ihnen das Grundwissen, wie der Atem unser physisches, mentales und emotionales Wohlbefinden stützt, und gibt Ihnen das nötige Werkzeug, um ungesunde Atemmuster allmählich aufzulösen.

Außerdem informiert Sie dieses Kapitel über praktische Aspekte der Atemübungen – etwa den richtigen Ort, die passende Kleidung und die richtige Sitzhaltung.

DIE FUNKTIONSWEISE DER ATMUNG

Der Atmungsapparat erstreckt sich von der Nase bis zu den Lungen und umfasst Nasengänge, Nebenhöhlen, Rachen (Pharynx) sowie Kehlkopf (Larynx), Luftröhre (Trachea), Bronchien und Lunge. Er dient zwei lebenswichtigen Funktionen – dem Körper Sauerstoff zuzuführen und ihn von Abfallprodukten zu befreien. Zudem ermöglicht er das Sprechen – eine allein dem Menschen gegebene Fähigkeit.

Bei jedem Einatmen erfüllt das Atmungssystem die erste Funktion, indem es die Lunge mit Atmosphärenluft füllt. Der Sauerstoff in dieser Luft wird ins Blut aufgenommen und in jede Körperzelle transportiert. Ohne Sauerstoff würden unsere Zellen in wenigen Minuten absterben. Die zweite Aufgabe des Atmungssystems besteht in der Reinigung. Beim Ausatmen werden gasförmige Abfallstoffe, größtenteils Stoffwechselnebenprodukte, ausgeschieden. Außerdem strömt die Luft beim Ausatmen über die Stimmbänder, was uns erlaubt, uns durch die uns eigene Stimme auszudrücken. Und in keinem anderen Körpersystem hat die äußere Umgebung, mit all ihren Keimen und Verschmutzungen, so viel Kontakt mit unseren sterilen inneren Bereichen.

Nase und Nebenhöhlen

Die Nase ist das erste Organ, das an der Atmung beteiligt ist, und spielt beim Überleben eine wichtige Rolle. Als Sitz des primitivsten menschlichen Sinns, des Geruchssinns, warnt sie vor drohender Gefahr. Die Natur hat sie als idealen Luftfilter konstruiert, um das empfindliche Lungengewebe zu schützen. Jedes Nasenloch führt in die Nasenhöhle, die durch die Nasenscheidewand (Septum) geteilt ist. Die innere Schleimhaut der Nasenlöcher ist mit mikrosokopischen Flimmerhärchen, den sogenannten Zilien, ausgekleidet. Beim Einatmen durch die Nase filtern diese die Luft von Schmutz- und Staubpartikeln, Pollen und Keimen. Atmet man ohne diesen natürlichen Filter durch den Mund, trocknet dieser leicht

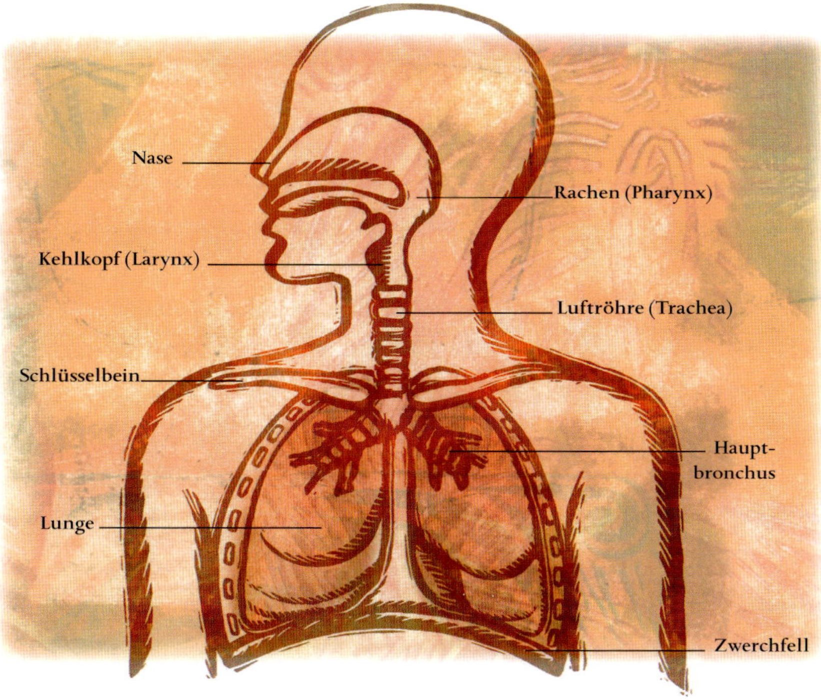

aus und fördert Halsweh oder Erkältungsgefahr. Daher sollten Sie nur bei verstopfter Nase oder vermehrtem Sauerstoffbedarf, etwa beim Laufen, durch den Mund atmen.

Die Nasenatmung schützt das Atmungssystem auch, indem sie die einströmende Luft befeuchtet, damit die Schleimhäute, die Nase, Rachen und die weiteren Atemwege auskleiden, feucht bleiben. Sie bilden eine zweite Abwehrlinie, da sie Staub und Bakterien auf ihrer klebrigen Oberfläche abfangen. Die Mundatmung trocknet die Schleimhäute aus, wodurch diese weniger effektiv funktionieren. Außerdem wird durch die Nasenatmung über die Nasen- und Nebenhöhlen die eingeatmete Luft erwärmt und auf Körpertemperatur gebracht. Regelmäßige Nasenatmung reinigt die Nebenhöhlen, jene inneren Hohlräume, die sich zwischen den Backenknochen und der Stirn befinden. Meist werden wir uns dieser nur bei Erkältungen oder Allergien bewusst, doch freie Nebenhöhlen fördern eine gute Luftzirkulation, geben ein Gefühl der Leichtigkeit und befreien uns von Kopfschmerzen. Außerdem verleihen sie der Stimme Resonanz.

Lunge, Rachen und Brustkorb

Die Luft tritt in die Nasengänge ein und strömt dann durch den Rachen am Kehlkopf vorbei, der die Stimmbänder und Muskeln umfasst, die zum Erzeugen von Geräuschen dienen. Die Luft strömt weiter die Luftröhre hinab, die sich nach links und rechts in zwei Hauptbronchien teilt. Ab hier ähnelt das Atmungssystem zwei Weintraubenreben: Jede Bronchie verzweigt sich zu immer kleineren »Ästen«, den Bronchiolen, die letzlich nur noch aus einer Zellschicht bestehen. Die Lunge besteht aus Millionen von mikroskopischen Alveolen, die traubenartig in Alveolarsäckchen zusammengefasst sind. Ihre Membran ist von einem Netz feinster Blutgefäße, den Kapillaren, umgeben. Hier findet der lebenswichtige Gasaustausch statt (*siehe unten*).

Lunge und Herz sind vom Brustkorb umgeben, der von den interkostalen Muskeln bewegt wird, die die Rippen beim Einatmen weiten und beim Ausatmen zusammenziehen. Am Ende der Brusthöhle befindet sich das Zwerchfell, eine Muskel-Sehnen-Platte, die die Brust- von der Bauchhöhle trennt. Das zum Brustraum gewölbte Zwerchfell kontrahiert sich beim Einatmen und senkt sich dabei seitlich. Dadurch erhöht es im Brustraum den Unterdruck, was uns zum Einatmen bringt. Entspannt und hebt sich das Zwerchfell wieder, drückt es Luft aus der Lunge, was zum Ausatmen und zur Kontraktion der Bauchwand führt. Diese natürliche Atmung ist bei einem schlafenden Säugling zu beobachten, dessen Bauch sich regelmäßig hebt und senkt.

Gasaustausch

Ein Erwachsener in ruhigem Zustand atmet rund 15- bis 18-mal pro Minute und pro Atemzug etwa einen halben Liter Luft ein. Beim Ausatmen wird etwa die gleiche Menge ausgestoßen. Die eingeatmete Luft besteht etwa aus 79 Prozent Stickstoff, 20 Prozent Sauerstoff und 0,04 Prozent Kohlendioxid mit Spuren von anderen Gasen und Wasserdampf. Beim Ausatmen bleibt der Stickstoffgehalt gleich, der Sauerstoffgehalt sinkt aber auf 16 Prozent, während der Kohlendioxidanteil auf 4 Prozent steigt: Die wichtigste Veränderung ist also der Wechsel von 4 Prozent Sauerstoff zu 4 Prozent Kohlendioxid. Der Sauerstoff aus der Einatemluft dringt durch die zarte Membran der Alveolen in die Kapillaren. Zugleich wandert das Kohlendioxid aus dem Blut in die Alveolen, um von dort ausgeatmet zu werden. Nachdem das Blut in der Lunge mit Sauerstoff angereichert wurde, wird es zum Herzen und durch den Körper gepumpt, wo es jede Zelle mit Sauerstoff und Nährstoffen versorgt und die gasförmigen Abfallprodukte des Stoffwechsels, etwa Kohlendioxid, aufnimmt und zur Lunge, die zum Ausatmen bereit ist, transportiert.

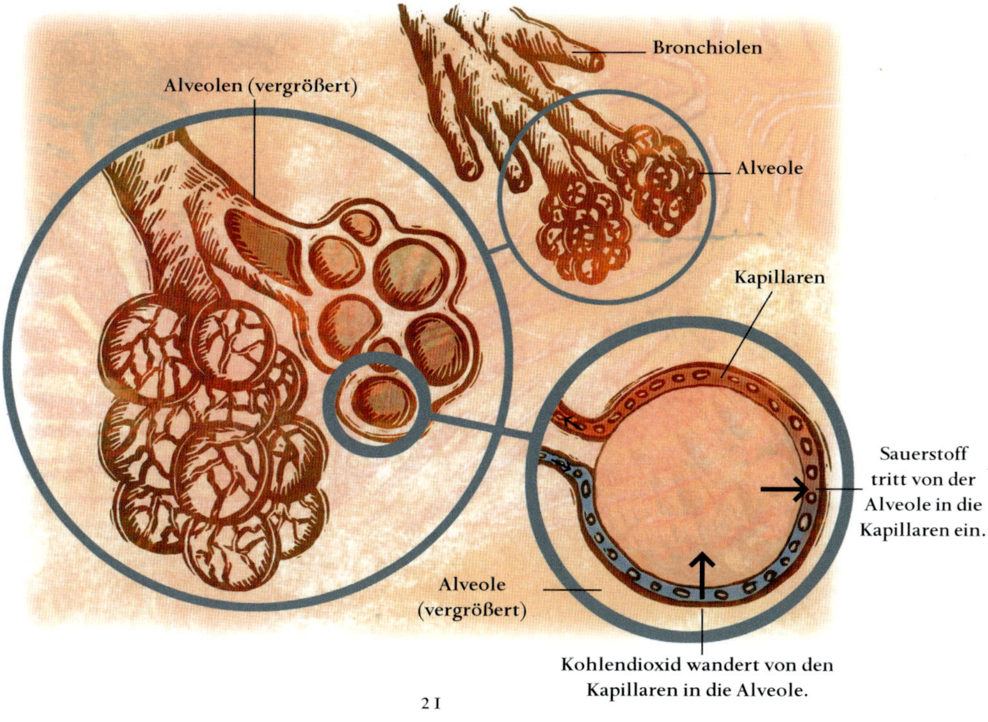

DER ENERGETISCHE ATEM

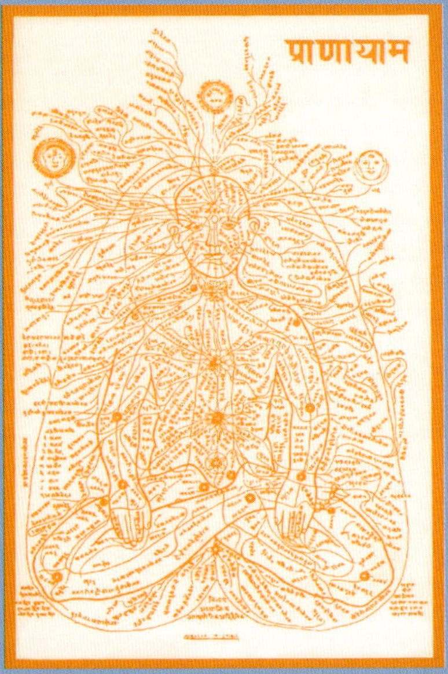

Eine traditionelle indische Darstellung des Körpers, die einige der feinstofflichen Energiekanäle, die sogenannten Nadis, und die Hauptchakras zeigt (Seiten 24–25).

Was treibt die vitalen Prozesse an, die den Körper zum Leben erwecken, und was gibt ihm die Kraft, sich zu bewegen und zu atmen? Was reguliert Sinne und Wahrnehmung, Denken und Handeln? Alte Yogaschriften verweisen dabei auf eine feinstoffliche Energie, die *Prana* genannt wird. Dabei handelt es sich nicht um physikalische Energie – Prana unterscheidet sich von den elektrischen Impulsen des Nervensystems. Dennoch fließt es durch den Körper und manifestiert sich im Atem. Indem Sie die Atmung verändern, können Sie diese vitale Energie lenken. Das Wort *Prana* kommt aus dem Sanskrit und wird oft als »Vitalluft« und »Lebensenergie« übersetzt, doch keiner dieser Begriffe erklärt Prana wirklich. Das Wort lässt sich nicht ins Deutsche oder in eine andere westliche Sprache übertragen, da unsere Kultur dieses Konzept bis vor Kurzem nicht kannte. Das chinesische Wort *Chi* (wie in Tai Chi) oder das Japanische *Ki* (wie in Reiki) sind exakte Übersetzungen. Jene, die Akupunktur, Reflexzonenmassage und Kampfkünste praktizieren, verstehen und arbeiten mit Prana. Prana lässt sich in fünf Formen (*Vayus*) unterteilen, die jeweils einen Aspekt des Körpers, Geists und Atems »regieren« (*Seiten 8–9*).

Das Energiebahnensystem

Prana fließt in subtilen Energiebahnen, den *Nadis*, durch den Körper. Etwa 72 000 Nadis verlaufen im Körper (*Abbildung gegenüber*). Man kann sich diese als Straßen eines Energiebahnensystems vorstellen. Der Verkehr auf diesen Straßen ist Ihr Prana. Fließt der Verkehr frei, dann funktioniert das System. Ist aber ein Nadi blockiert, so ist der Pranafluss in diesem Bereich eingeschränkt oder gar stillgelegt. Ohne die Versorgung mit Vitalenergie könnte dieser Teil des Körpers schwach oder sogar krank werden. Um den Körper bei guter Gesundheit zu halten, ist ein uneingeschränkter Pranafluss nötig, der durch Atemübungen gefördert werden kann.

Die Hauptnadis

Von den 72 000 Energiekanälen sind drei Nadis für die Atmung besonders wichtig: *Ida*, *Pingala* und *Sushumna*. Ida verläuft links, Pingala rechts und Sushumna zentral an der Wirbelsäule entlang. Ida und Pingala werden mit Qualitäten des Geistes verbunden (*Seiten 54–57*). Fließt der Atem durch einen dieser Kanäle, trägt er zur Entwicklung dieser Qualitäten bei. Gewisse Übungen lenken den Atem gezielt in eine dieser Energiebahnen. Das einzige Mal, dass Ihr Atem gleichmäßig fließt, ist bei der Meditation. Er strömt dabei durch den zentralen Energiekanal, wodurch beide Gehirnhälften ausgeglichen werden. Um den Zustand der Meditation zu erreichen, entwickelten die alten Yogis Atemübungen, die *Pranayama* genannt werden. Pranayama gehört zu den wichtigsten Disziplinen des Hatha Yoga (*Seite 156*).

Chakras oder Energiezentren

Jene Punkte, an denen Nadis zusammentreffen und einander kreuzen, nennt man Energiezentren oder *Chakras* (Sanskrit für »Rad«). Man kann sich diese Energiewirbel als mehrdimensionale Telefonzentrale vorstellen, wo viele Drähte zusammenlaufen und riesige Informationsmengen vermittelt werden. Je mehr Nadis sich überschneiden, desto eher wird eine Energiebahn blockiert. Daher befassen sich viele Atemtechniken mit der Reinigung von Chakras, damit das Prana wieder frei fließen kann.

Es gibt sieben Hauptchakras entlang Sushumna: am Scheitel, an der Stirn, an der Kehle, beim Herzen, am Solarplexus, am unteren Bauch und an der Wirbelsäulenbasis. Jedes Chakra ist mit einem bestimmten Sinn, einer Emotion, Geistesqualität und Körperfunktion verbunden (*siehe gegenüber*). Die Energie, die durch die Chakras strömt, verfeinert sich nach oben hin.

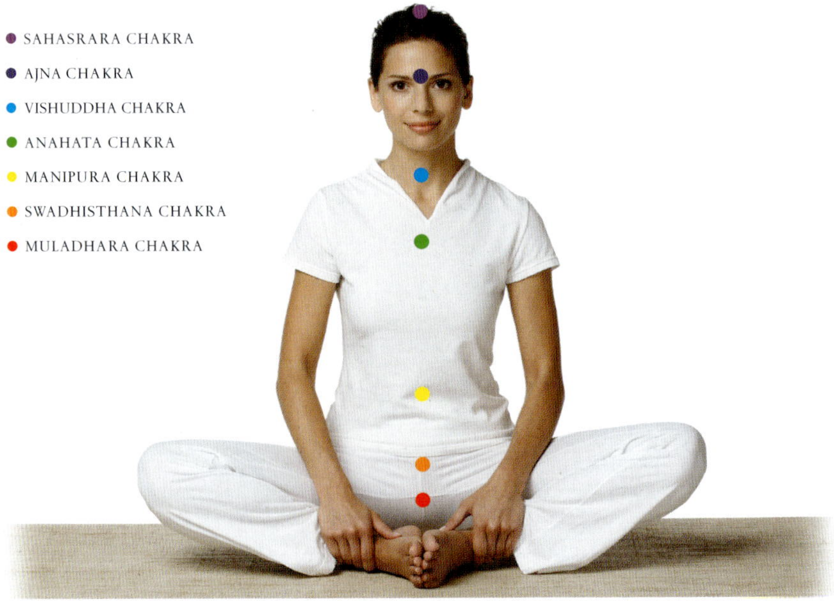

DIE SIEBEN HAUPTCHAKRAS

SAHASRARA CHAKRA befindet sich am Scheitel des Kopfes. Dort erfahren Sie die Inspiration, um sich über selbst gesetzte Grenzen hinauszuwagen. Die Konzentration auf dieses Chakra bei den Atemübungen stärkt die Verbindung mit dem Göttlichen und den Sinn für das Wunderbare.

AJNA CHAKRA, oft auch das Dritte Auge genannt, befindet sich auf der Stirn. Es geht über die fünf Elemente und die fünf Sinne hinaus und ist der Sitz der Intuition und Imagination. Der Fokus auf dieses Chakra bei den Atemübungen nährt unser Verständnis und unsere Weisheit und hilft uns, einen Sinn in unserem Leben zu finden.

VISHUDDHA CHAKRA befindet sich im Kehlbereich und wird mit dem Element Raum oder Äther sowie dem Gehörsinn verbunden. Bei den Atemübungen führt die Konzentration auf dieses Chakra zu Ruhe und fördert die Kommunikationsfähigkeit.

ANAHATA CHAKRA liegt in der Nähe des Herzens und wird mit dem Element Luft, dem Tastsinn und der Liebe verbunden. Der Fokus auf dieses Chakra bei den Atemübungen nährt Mitgefühl und Vergebung.

MANIPURA CHAKRA, im Solarplexusbereich, wird mit dem Element Feuer und dem Gesichtssinn verbunden. Es ist das Kraftzentrum des Körpers und der Sitz des Verdauungsfeuers (*Seite 72*). Als Fokus bei Atemübungen hilft dieses Chakra beim Aufbau von Willenskraft und beim Erreichen Ihrer Ziele.

SWADHISTHANA CHAKRA liegt eine Handbreit unter dem Nabel und wird mit dem Element Wasser und dem Geschmackssinn assoziiert. Es verkörpert die kreative Energie und ist der Sitz von Sexualität, Plänen und Verlangen. Konzentration auf dieses Chakra bei den Atemübungen hilft dabei, loszulassen, sich dem Leben hinzugeben und auszukosten, was es bringt.

MULADHARA CHAKRA an der Wirbelsäulenbasis ist dem Element Erde und dem Geruchssinn zugeordnet. Es ist der Sitz der riesigen potenziellen Energie, die sogenannte *Kundalini*, die dort schläft und darauf wartet, erweckt zu werden. Die Konzentration auf dieses Chakra bei den Atemübungen hilft, sich zu erden und geistige Stabilität zu erlangen.

ATMEN ZUM STRESSABBAU

Um die Verbindung zwischen Stress und Atmung zu verstehen, beachten Sie beim nächsten Mal, wenn Sie unter Druck stehen oder sich sorgen, wie sich die Muskeln anspannen und die Atmung schneller und flacher wird. Dies ist eine instinktive Reaktion, der Flucht-oder-Angriff-Mechanismus, mit dem sich der Körper auf physische Gefahr einstellt und die Muskeln darauf vorbereitet, zu kämpfen oder davonzulaufen. Die Belastungen des modernen Lebens können diese Reaktion mehrmals täglich hervorrufen: etwa wenn Sie im Stau stecken, Termindruck oder einem ständig klingelnden Telefon ausgesetzt sind. Im Normalfall ist es nicht möglich, in einem Verkehrsstau davonzulaufen, und nicht besonders klug, Ihren Chef oder Ihr Handy tätlich anzugreifen. Stattdessen greifen Sie, um die Anspannung zu lindern, vielleicht zu selbstzerstörerischen Mitteln, wie Schreien, Toben oder Rauchen. Eine gesündere Reaktion wäre, ein paarmal tief durchzuatmen. Das ist das einfachste Gegenmittel gegen die Flucht-oder-Angriff-Reaktion, da es das Körpersystem wieder beruhigt. Doch wenn Sie in stressfreien Zeiten nicht gewohnt sind, tief zu atmen, ist es in Stresssituationen schier unmöglich. Probieren Sie daher die Übung gegenüber, um die stresslösende Wirkung tiefen Atmens zu erfahren.

Tiefes Atmen fördert zudem die Klarheit des Denkens und bringt einen überdrehten Geist zur Ruhe. Es gibt Ihnen in anstrengenden Situationen ein Gefühl der Erdung, wodurch Sie auf schwierige Menschen gelassener reagieren können. Alte Yogaschriften beschreiben diese Wirkung mit der Metapher eines Sees oder Meers: Sturm und Unwetter wirbeln den Sand auf und trüben das Wasser. Wenn sich der Wind legt, setzt sich der Schlamm allmählich wieder, und das Wasser wird klar. Je schneller wir atmen, desto mehr ablenkende Gedanken und Emotionen trüben den Geist. Wenn Sie sich mit tiefen, langen Atemzügen entspannen, werden Ihr Denken und Ihr Geist klarer. Dies steigert Ihre geistige Belastbarkeit und Flexibilität, was ein Gefühl der Ruhe und inneren Kraft mit sich bringt.

DEN ATEM BEOBACHTEN

Diese Übung beruhigt den Geist in Stresssituationen. Setzen Sie sich bequem in einer der auf den Seiten 34–37 beschriebenen Positionen hin, schließen Sie die Augen und beobachten Sie einfach Ihre Atmung. Tun Sie sonst nichts, und versuchen Sie nicht, Ihre Atmung zu verändern und bewusst zu verlangsamen. Wenn Sie bereit sind, beginnen Sie mit Schritt 1.

1 Setzen Sie sich mit geradem Rücken und aufrechtem Kopf hin. Schließen Sie sanft die Lippen, und atmen Sie durch die Nase ein. Spüren Sie, wie die Luft in die Nasenlöcher hinein und über die Rückseite des Rachens strömt. Stellen Sie sich vor, wie sie weiter durch die Luftröhre in die Bronchien dringt und dann die Lunge füllt.

2 Achten Sie am Ende des Einatmens auf die kurze Atempause, in der sich das Einatmen »umdreht« und in ein Ausatmen verwandelt.

3 Nehmen Sie beim Ausatmen durch die Nase bewusst wahr, dass sich die Lunge entleert. Stellen Sie sich bildlich vor, wie der Atem durch die Kehle und die Nasenlöcher ausströmt.

4 Spüren Sie am Ende des Ausatmens den Luftzug auf der Oberlippe. Achten Sie auf die kleine Pause nach dem Ausatmen, bevor dieses zum nächsten Einatmen wird.

5 Wiederholen Sie das Ganze, und stellen Sie sich bei jedem Einatmen vor, wie Sie voll Freude Lebensenergie aufnehmen. Beim Ausatmen lassen Sie angestaute Emotionen los und scheiden diese wie die anderen Abfallstoffe, etwa Kohlendioxid, aus.

6 Beobachten Sie weiter Ihren Atem. Sie werden merken, wie er ruhiger und langsamer wird und sich auch Ihr Geist ruhiger und langsamer fühlt.

7 Versuchen Sie 10–20 Minuten lang, sich nur auf die Atmung zu konzentrieren. Jedes Mal, wenn Ihr Geist abdriftet, lenken Sie die Gedanken wieder auf die Atmung. Stehen Sie danach langsam auf, strecken Sie sich, und nehmen Sie bewusst wahr, wie viel ruhiger Sie sich nun fühlen.

DIE EIGENE ATMUNG ÜBERPRÜFEN

Bevor Sie zu den Übungskapiteln (*Kapitel 2–6*) übergehen, sollten Sie unbedingt Ihre derzeitigen Atemgewohnheiten überprüfen. Stellen Sie sich dazu die folgenden vier Fragen, um die geläufigsten Atemmuster zu identifizieren. Sie finden hier auch Techniken, um diese Muster zu löschen. Sobald Sie diesen Teil gemeistert haben und Sie merken, dass Sie tiefer und leichter atmen, können Sie mit den praktischen Atemübungen in diesem und dem nächsten Kapitel beginnen.

1 Atmen Sie durch die Nase oder den Mund?

Wenn Sie nicht gerade erkältet sind oder sich anstrengen, sollten Sie immer durch die Nase atmen, da dadurch die eingeatmete Luft mit den Filtern des Atmungssystems von Bakterien und Verschmutzungen gereinigt wird und so die Nebenhöhlen (*Seite 19*) geschont werden. Manche Atemtherapeuten, darunter auch jene der Buteyko-Methode (*Seite 157*), empfehlen, den Mund kurze Zeit zuzukleben, um herauszufinden, ob Sie durch Nase oder Mund atmen. Falls Sie dies versuchen wollen, kleben Sie ein 5–8 cm langes Operationspflaster (in Apotheken erhältlich) senkrecht über die Lippen und drücken es leicht an. Lassen Sie dieses 15–30 Minuten lang oben, während Sie ruhigen Tätigkeiten, wie Gemüse schneiden, E-Mails lesen oder fernsehen, nachgehen.

VORSICHT: Entfernen Sie das Pflaster sofort, wenn es Sie irgendwie beengt. Vermeiden Sie die Übung, wenn Sie eine Erkältung oder verstopfte Nase haben oder Alkohol, Schlaftabletten oder Beruhigungsmittel zu sich genommen haben. Verkleben Sie niemals einem Kind den Mund.

LÖSUNG: Falls die oben genannte Diagnosetechnik aufzeigt, dass Sie nur schwer durch die Nase atmen können, führen Sie zunächst eines oder mehrere der auf Seiten 31–32 genannten Reinigungsverfahren aus. Diese helfen Ihnen, die Nasengänge freizumachen und die Gewohnheit, durch den Mund zu atmen, zu durchbrechen.

HÄUFIGE HINDERNISSE FÜR RICHTIGES ATMEN

- *Blockierte Nase und/oder Nebenhöhlen (sobald die Erkältung vorüber ist,* siehe Frage 1*).*
- *Verspannungen im Brustkorb* (siehe Frage 3*).*
- *Enge Kleidung (bequeme Kleidung anziehen, dann* siehe Fragen 2 und 3*).*
- *Voller/geblähter Bauch (2–3 Stunden Pause nach dem Essen, dann Fragen 1–4 beantworten).*
- *Schlechte Haltung* (siehe Frage 4*).*
- *Starke nervliche Anspannung (die Übung auf* Seite 27 *probieren, bevor Sie alle vier diagnostischen Fragen durchgehen).*

2 Haben Sie eine tiefe oder flache Atmung?

Die meisten atmen flach und nutzen nur den oberen Teil der Lunge. Um die Tiefe der Atmung zu überprüfen, legen Sie sich auf einer harten Fläche (kein Bett oder Sofa) auf den Rücken und betten Kopf oder Nacken auf ein Kissen. Spreizen Sie die Beine, lockern Sie Füße und Schultern. Lassen Sie den Kopf sanft zur Seite und dann zur Mitte rollen. Legen Sie die Handflächen an den Nabel, und atmen Sie mehrmals langsam durch. Spüren Sie, wie sich der Bauch beim Einatmen hebt und beim Ausatmen senkt. Versuchen Sie, die Luft bis in den untersten Teil der Lunge zu ziehen und den Bauch zu weiten. **LÖSUNG:** Falls Sie die Bewegung des Bauchs nicht spüren, legen Sie ein paar Bücher darauf. Die Arme ruhen leicht abgewinkelt (etwa in einem 45°-Winkel) auf dem Boden. Die Hände sind locker, und die Handflächen weisen nach oben. Lassen Sie den Kopf am Boden, öffnen Sie die Augen und blicken Sie nach vorn. Wenn Sie tief atmen, heben und senken sich die Bücher beim Ein- und Ausatmen. Bei einem Kind können Sie stattdessen ein Stofftier nehmen; bitten Sie das Kind, es auf seinem Atem reiten zu lassen.

3 Nutzen Sie nur einen Teil der Lunge oder ihre volle Kapazität?

Nachdem Sie die tiefe Bauchatmung (*oben*) gemeistert haben, überprüfen Sie, ob Sie die volle Lungenkapazität nutzen. Setzen Sie sich mit überkreuzten Beinen auf den Boden oder mit flach auf dem Boden stehenden

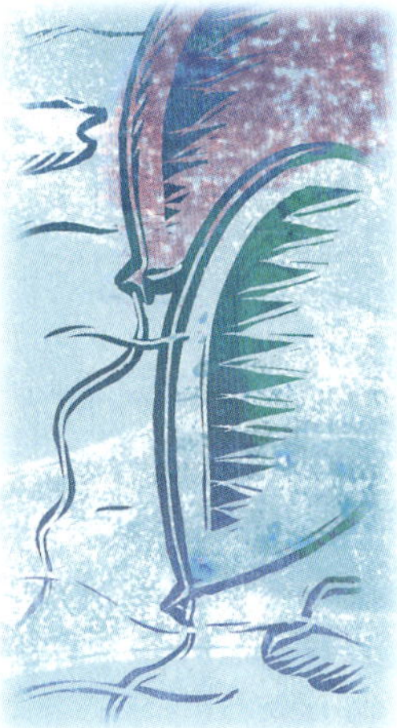

Füßen auf einen Stuhl. Strecken Sie den Rücken, heben Sie das Brustbein und lockern Sie die Schultern. Legen Sie eine Hand an den Nabel und die andere unten an den Brustkorb (über der Taille). Achten Sie auf die Bewegung der Hände: Beim Einatmen sollte sich erst die untere, dann die obere Hand bewegen; beim Ausatmen umgekehrt. Bewegen sich die Hände beim Einatmen nicht oder nur wenig, nutzen Sie die Lungen nicht voll.

LÖSUNG: Um zu lernen, die Lungen voll zu nutzen, bleiben Sie so sitzen und schließen die Augen. Stellen Sie sich die Lungen bildlich als lange dünne Luftballons vor. Beim Einatmen nehmen Sie einen tiefen Atemzug und blasen die Ballons zuerst unten, dann in der Mitte und zuletzt bis oben hin auf. Spüren Sie, wie sich zuerst der Bauch, dann der untere und zuletzt der obere Brustkorb weitet. Beim Ausatmen fühlen Sie, wie sich der Vorgang umkehrt. Das Meistern dieser Technik kann einige Tage in Anspruch nehmen.

4 Lassen Sie die Schultern hängen?

Beim nächsten Treppensteigen beobachten Sie den Atem und wann Sie zu keuchen anfangen. Achten Sie nun auf die Schulterblätter: Liegen diese weit auseinander? Das weist auf einen Rundrücken hin, der den Brustkorb einengt und so das Atmen erschwert.

LÖSUNG: Ziehen Sie die Schulterblätter am Rücken zueinander und zur Taille. Das nimmt dem Bauch unnötigen Druck und erleichtert die Bewegung des Zwerchfells, wodurch Sie sofort tiefer atmen. Stimmen Sie Schritte und Atmung aufeinander ab. Atmen Sie über die ersten zwei Stufen ein und über die nächsten zwei aus. Beim rhythmischen Atmen wird mehr Kohlendioxid ausgestoßen, so dass die Lunge mehr Sauerstoff aufnimmt.

DAS ATMUNGSSYSTEM REINIGEN

Die Reinigung und Stärkung des Atmungssystems sind die ersten Ziele von Pranayama. Befreien Sie mit den Übungen auf Seiten 31–32 die Nasengänge und Nebenhöhlen, bevor Sie zu den weiteren Atemübungen übergehen.

Buteyko-Reinigung

In der Buteyko-Methode (*Seite 157*) wird die Reinigungsmethode täglich 3- bis 5-mal empfohlen. Schließen Sie den Mund, atmen Sie durch die Nase ein und aus. Nun kneifen Sie die Nasenlöcher zusammen. Stellen Sie sich vor, wie beim Schneuzen durch die Nase zu blasen, und behalten Sie 5 Sekunden lang den sanften Druck bei geschlossener Nase und geschlossenem Mund bei. Dann lösen Sie die Nasenlöcher und atmen sanft durch die Nase ein.

Jala Neti – Nasendusche

Viele reinigen die Nasengänge und Nebenhöhlen mit einer Salzwasserlösung nach dem Zähneputzen am Morgen. Das entfernt Staub, Pollen und überschüssigen Schleim und hilft bei Asthma, Allergien oder Atemproblemen. Sie können einen Lota (Nasenduschgefäß, das einer Teekanne ähnelt) in Apotheken, Reformläden oder online kaufen. Führen Sie Neti vor einem Spiegel aus, damit Sie die Nasenlöcher sehen können. Lösen Sie ½ Teelöffel Meersalz in einer Tasse mit lauwarmem Wasser auf, und füllen Sie es in den Lota. Lehnen Sie sich über eine Waschmuschel, einatmen, Atem anhalten und Mund geschlossen halten. Den Rachen wie beim Gurgeln etwas anspannen. Den Kopf nach links neigen und das Wasser langsam ins rechte Nasenloch leeren. Dann das Wasser durch das linke Nasenloch ausfließen lassen. Nicht einatmen. Nun schneuzen, den Vorgang beim linken Nasenloch wiederholen und dabei den Kopf nach rechts neigen.

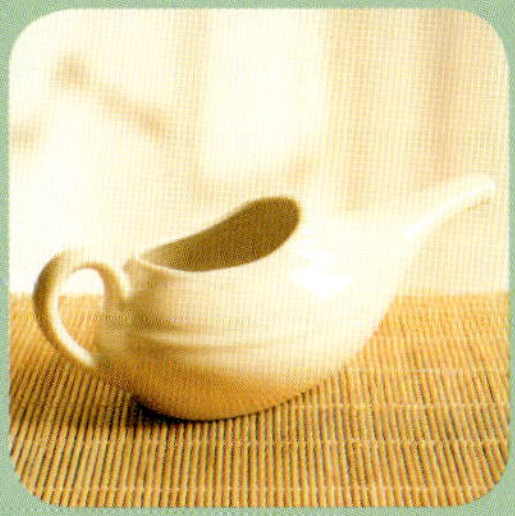

FEUERATEM
KAPALABHATI

Diese Technik reinigt das Atmungssystem und steigert die Lungenkapazität. Mit regelmäßiger Praxis kann sie Ihr gesamtes System so tiefgehend reinigen, dass Ihr Gesicht Gesundheit und einen inneren Schein ausstrahlt (das Sanskritwort *kapala* bedeutet »Schädel« oder »Gehirn« und *bhati* »leuchtend«). Führen Sie dieses Reinigungsverfahren vor den anderen Atemübungen durch. Falls Ihnen der »Pumpmechanismus« unklar ist, probieren Sie diesen unter Anleitung eines erfahrenen Yogalehrers aus.

1 Setzen Sie sich wenn möglich mit überkreuzten Beinen, geradem Rücken und aufrechtem Kopf hin (*Seiten 35–37*). Atmen Sie 2- bis 3-mal tief durch die Nase ein und aus.

2 Atmen Sie ein, und beginnen Sie, rhythmisch zu pumpen: Dabei spannen Sie die Bauchmuskeln kurz an und lösen sie rasch wieder, wodurch die Luft rasch und heftig ausgestoßen wird. Wiederholen Sie dies 20- bis 25-mal. Durch die rasche Kontraktion wird das Zwerchfell in die Brusthöhle gedrückt und damit die verbrauchte Luft kräftig aus der Lunge und durch die Nasenlöcher gepumpt, das heißt, Sie atmen kurz, aktiv und hörbar aus. Nach jedem kraftvollen Ausatmen lassen Sie die Spannung in den Bauchmuskeln los, und das Einatmen geht automatisch vor sich. Atmen Sie nicht angestrengt ein, sondern erlauben Sie den Lungen einfach, sich zu weiten und sich mit frischer Luft zu füllen. Atmen Sie stets passiv und still ein.

3 Nach etwa 20–25 kurzen Atemstößen hören Sie beim Ausatmen auf und nehmen 2–3 tiefe Atemzüge, um die Atmung wieder zu normalisieren. Dies vervollständigt einen Durchgang.

4 Beginnen Sie mit 2–3 Durchgängen zu 20–25 Atemstößen, bevor Sie zu anderen Atemübungen fortschreiten, und erhöhen Sie die Anzahl der Atemstöße allmählich auf 30–50 pro Durchgang. Danach entspannen Sie sich.

VORSICHT: NICHT IN DER SCHWANGERSCHAFT AUSFÜHREN.

VORBEREITUNG AUF DIE ATEMÜBUNGEN

Um mit den Atemübungen eine optimale Wirkung zu erzielen, entwickeln Sie am besten eine Routine und setzen pro Tag eine bestimmte Zeit fest. Sonnenauf- und -untergang sowie Mittag gelten als guter Zeitpunkt, da der Atem zwischen rechtem und linkem Energiekanal (*Seite 23*) meist ausgegeglichener ist. Die Praxis bei Sonnenaufgang zeigt besonders gute Wirkung, fällt allerdings im Sommer leichter als im Winter.

Die richtige Zeit

Wenn Sie Ihre Atemübungen gleich nach dem Aufstehen praktizieren, werden Sie mental ausgeglichen und emotional gewappnet den Tag beginnen. Alternativ dazu bietet sich die Mittagszeit an. Falls Sie sie am Abend ausüben, tun Sie dies vor dem Essen, oder lassen Sie mindestens 2–3 Stunden vergehen. Üben Sie niemals mit vollem Magen.

Teilen Sie sich eine Zeit für Ihre Praxis ein, die möglichst frei von Ablenkung ist. Wenn Sie Kinder haben, eventuell in der Früh, nachdem Sie sie zur Schule gebracht haben, oder am Abend, wenn sie im Bett sind. Da Atemübungen oft belebend wirken, sollten Sie noch zwei Stunden Puffer bis zum Schlafengehen haben. Außerdem sollten Sie ungestört sein und Handy, Radio und Fernseher ausschalten.

Der richtige Ort

Wann immer es möglich ist, wählen Sie einen friedlichen Ort im Freien, z. B. einen Park oder Garten. Es ist am besten, in der Natur zu üben, besonders in der Nähe eines fließenden Gewässers. In Indien haben Yogis über Jahrtausende an den Ufern des Ganges Pranayama praktiziert. Falls Sie in der Stadt leben oder das Wetter eher für die eigenen vier Wände spricht, dann lüften Sie den Raum davor gut. Der Raum sollte nicht zu warm sein, da Atemübungen die Körpertemperatur erhöhen. Wählen Sie bequeme, lose Kleidung, vorzugsweise aus Naturfaser.

DIE KUNST DES SITZENS

Die Lunge braucht genug Raum, um sich bei den Atemübungen richtig ausdehnen zu können. Setzen Sie sich mit lotrecht zum Boden gerichteter Wirbelsäule, aufrechtem Kopf und entspannten Schultern hin, um ihr Raum zu geben. Diese Haltung begünstigt auch Konzentration und Ruhe, da sie den Energiefluss im Körper anregt. Je stabiler die Sitzhaltung ist, desto fokussierter, ruhiger und vitalisierter fühlen Sie sich. Wählen Sie für Ihre Praxis unter den hier vorgestellten Sitzhaltungen jene aus, die für Sie am angenehmsten ist. Sie können auch variieren. Denken Sie daran: Die perfekte Haltung muss mühelos sein. Wenn Sie bei den Atemübungen irgendwo Verspannungen spüren, strecken Sie die Beine aus und nehmen eine bequemere Haltung ein. Sie sollten keinesfalls die Beine (oder einen anderen Körperteil) in eine schmerzvolle Position zwingen.

Auf einem Stuhl sitzen

Probieren Sie, sich für die Atemübungen auf den Boden zu setzen. Ist das zu unangenehm, setzen Sie sich auf einen harten Stuhl mit gerader Rückenlehne, damit der Rücken aufrecht bleibt. Stellen Sie die Füße flach auf den Boden (oder auf eine gefaltete Decke), und »erden« Sie mit dem festen Bodenkontakt Körper und Geist. Überkreuzen Sie die Beine oder Füße nicht, lehnen Sie sich nicht zurück. Legen Sie die Hände mit nach oben zeigenden Handflächen oder in Chin Mudra (*unten*) auf die Schenkel.

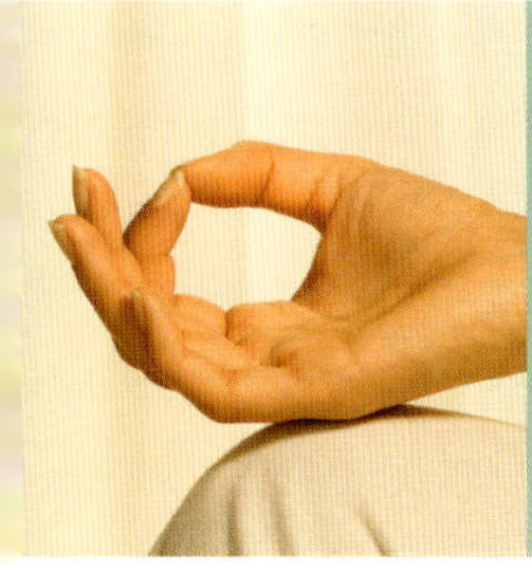

DIE POSITION DER HÄNDE

Während der Atemübungen legen Sie entweder die Hände mit nach oben weisenden Handflächen auf die Knie oder bilden die klassische Handgeste für Atemübungen, Chin Mudra (links)*: Dabei legen Sie die Fingerspitzen von Daumen und Zeigefinger aneinander und die Handrücken auf die Knie.*

SCHNEIDERSITZ
SUKHASANA

Diese einfache Sitzhaltung bildet eine stabile Basis für eine gestreckte Wirbelsäule und fördert die Sammlung des Geistes. Mit der Übung wird sich die Spannung in den Hüften legen und sich die Kreuzmuskulatur stärken. Ob offen, geschlossen oder halb offen, entspannen Sie die Augen dabei.

1 **Setzen Sie sich mit überkreuzten Beinen auf den Boden. Die Knie sollten nicht höher sein als die Hüften. Falls Sie Anfänger sind oder steife Hüften haben, setzen Sie sich auf ein Kissen, einen Yogablock oder eine gefaltete Decke. Das hebt das Gesäß und mindert die Spannung in Kreuz und Hüften** (*Abbildung A*).

2 **Achten Sie darauf, dass der Körper gerade, die Schultern entspannt und der Kopf aufrecht sind, so dass das Kinn parallel zum Boden steht** (*Abbildung B*). **Legen Sie die Hände entweder mit den Handflächen nach oben oder in Chin Mudra auf die Knie** (*gegenüber, unten*).

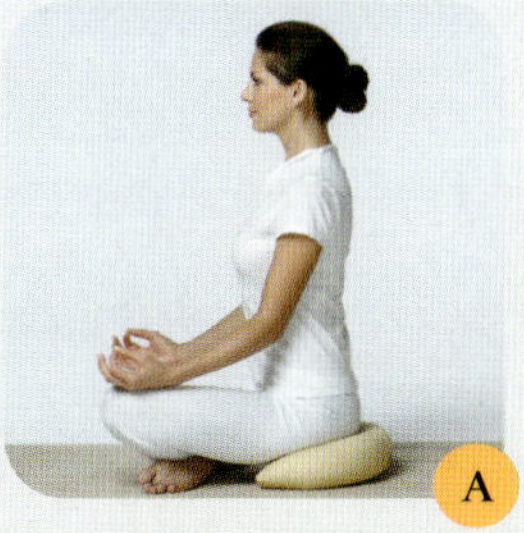

A

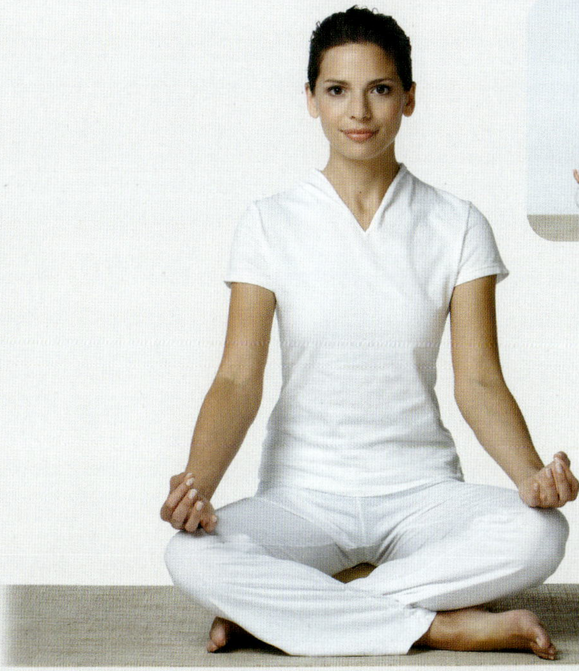

B

MEISTERSITZ
SIDDHASANA

Diese Sitzhaltung ist etwas schwieriger als der Schneidersitz (*Seite 35*), doch leichter als die Lotosstellungen gegenüber.

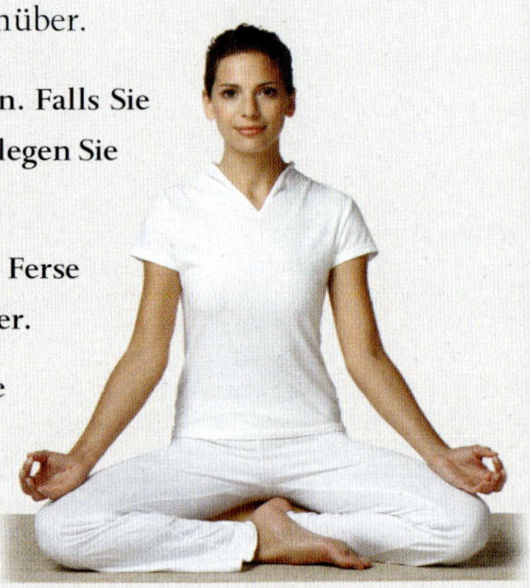

1 **Setzen Sie sich mit gestreckten Beinen auf den Boden. Falls Sie Verspannungen im Kreuz oder in den Hüften spüren, legen Sie ein Kissen unter das Gesäß.**

2 **Winkeln Sie das linke Knie an, und legen Sie die linke Ferse knapp vor das Schambein, möglichst nah an den Körper.**

3 **Nun beugen Sie das rechte Knie und legen die rechte Ferse direkt vor die linke. Legen Sie die Hände mit den Handflächen nach oben oder in Chin Mudra (*Seite 34*) auf die Knie.**

DIAMANTSITZ
VAJRASANA

Dieser Fersensitz regt die Energie im Solarplexusbereich an. Falls zu viel Gewicht auf die Fersen drückt, setzen Sie das Gesäß auf eine niedrige Bank (in Yogastudios oder online erhältlich), wie sie in der Zen-Meditation üblich ist.

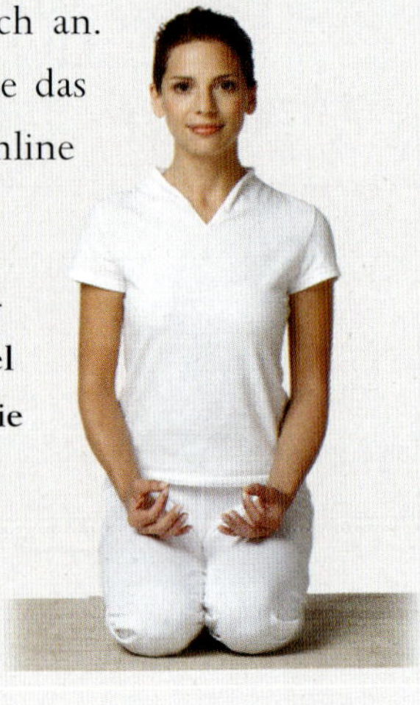

1 **Knien Sie sich auf eine Matte. Knie und Füße liegen aneinander, das Gesäß ruht auf den Fersen. Füße oder Knöchel können mit einem Handtuch gepolstert werden. Legen Sie die Hände wie auf *Seite 34* beschrieben auf die Schenkel.**

2 **Stellen Sie sich vor, aus den Füßen und Beinen würden Wurzeln in die Erde wachsen, durch die Stabilität, Stärke und Stille in Sie eindringen.**

HALBER LOTOSSITZ
ARDHA PADMASANA

Der Halbe Lotossitz ist etwas leichter als der Volle Lotossitz (siehe unten), hat jedoch eine ähnlich positive Wirkung bezüglich der Stabiliserung und Erdung des Körpers. Wechseln Sie bei jeder Praxis die Beine, um diese gleichermaßen zu dehnen.

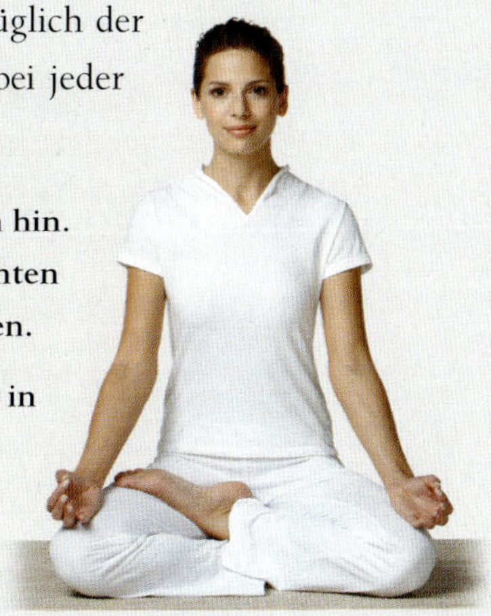

1 **Setzen Sie sich bequem mit vor sich überkreuzten Beinen hin. Beugen Sie das rechte Knie, und legen Sie sanft den rechten Fuß auf den linken Schenkel. Die Fußsohle weist nach oben.**

2 **Legen Sie die Hände mit den Handflächen nach oben oder in Chin Mudra (*Seite 34*) auf die Knie.**

LOTOSSITZ
PADMASANA

Der Lotossitz bildet eine feste Basis für Atemübungen, erfordert aber enorme Hüftflexibilität und ist bei Knieproblemen oder Krampfadern zu meiden. Zwingen Sie sich nie in einen Sitz.

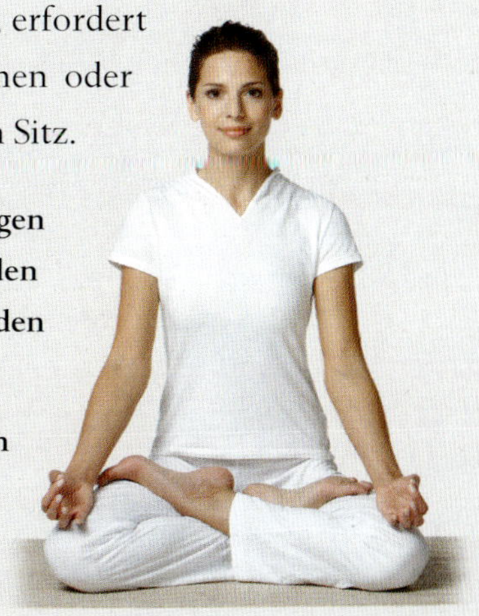

1 **Mit überkreuzten Beinen hinsetzen. Das rechte Knie beugen und den rechten Fuß mit nach oben zeigender Sohle auf den linken Schenkel möglichst nah zum Rumpf legen. Nun den linken Fuß zum rechten Schenkel führen.**

2 **Beide Sohlen sollten nach oben weisen und die Knie den Boden berühren. Falls nicht, nehmen Sie wieder den Halben Lotossitz ein. Legen Sie die Hände nach oben geöffnet oder in Chin Mudra auf die Knie (*Seite 34*).**

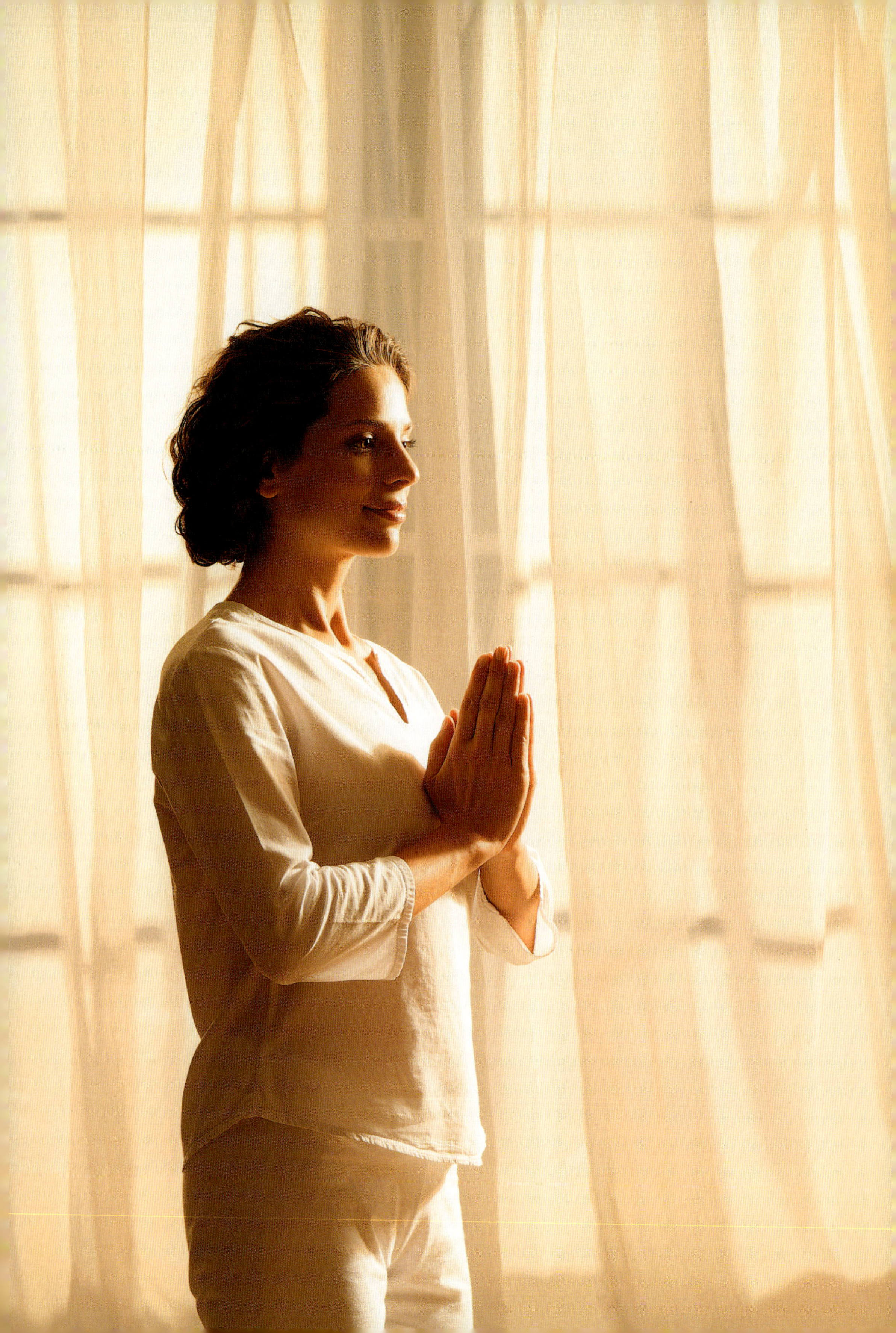

KAPITEL 2

DER VITALISIERENDE ATEM

PRANA VAYU

Die erste der fünf Umwandlungsformen von Prana, jener treibenden Kraft, die hinter jeder Energie steht, die durch unseren Körper fließt, wird ebenso Prana genannt. Yogalehrer werden Ihnen bestätigen, dass Sie bei jedem Einatmen diese Lebensenergie mit der Atemluft einsaugen. So wie Sie Sauerstoff brauchen, damit der Körper überlebt, so brauchen Sie Prana, um den Geist und die Emotionen am Leben zu halten.

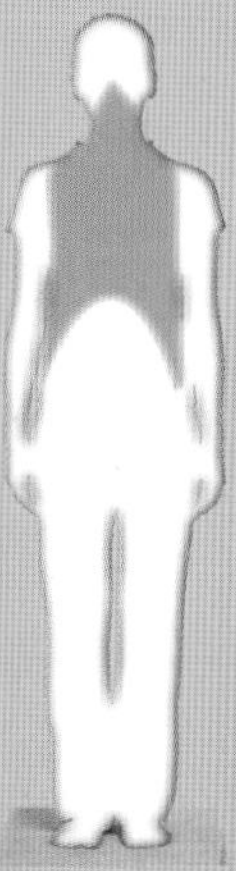

Die am stärksten von Prana Vayu durchdrungene Körperregion

In diesem Kapitel erfahren Sie, wie dieses vitalisierende Prana Sie befähigt, nicht nur Luft in die Lunge einzuatmen, sondern auch die verschiedensten Reize aufzunehmen: optische und akustische, Gerüche oder Gefühle, Ideen und Erkenntnisse. Prana Vayu enthält nämlich den Grundstimulus, der alle Dinge in Gang setzt. Im Zuge dessen steigert Prana Vayu auch Ihre Wertschätzung für und Ihre Freude am Leben. Es erschließt Ihrem Herzen und Geist viele neue Horizonte, ganz gleich, ob diese Ihre persönliche Kreativität und Produktivität in der Arbeit oder Ihre Beziehung zu anderen Menschen und zur Umwelt betreffen.

DIE DYNAMISCHE LEBENSKRAFT

Wenn Sie sich Ihren Körper als Fabrik vorstellen, ist Prana Vayu die federführende Person. Als Chef der fünf Energiearten, die Ihren Körper durchströmen, ist der eindringende Atem (Einatmen) für alle Anschaffungen und den Überblick über die Rohstoffzufuhr verantwortlich. Wenn Prana diese Arbeit nicht mehr verrichtet, wird das Werk geschlossen.

Prana ist die Ursprungsquelle aller Energie im Universum. Ob diese Energie sich als Hitze, Sonne, reißendes Wasser oder Wind manifestiert, alle Naturgewalten sind Manifestationen von Prana. Im Körper erstreckt sich der stärkste Einfluss dieses vitalisierenden Atems von Lunge und Herz bis zur Nase. Prana gibt der Lunge die Fähigkeit, jegliche Form von Prana aufzunehmen, den Augen, die Energie zu sehen, den Ohren das Vermögen, zu hören, und dem Geist die Macht, die Welt zu verstehen. Prana nährt das Gehirn, da es die Funktion des Nervensystems überwacht.

Falls Sie häufig gestresst oder erschöpft sind, mag dies daran liegen, dass Sie zu wenig Prana aufnehmen oder dieses vergeuden oder verkümmern lassen – etwa durch Überarbeitung, lange Nächte vor dem Computer oder dem Fernseher oder in Räumen, in denen die Klimaanlage oder Mikrowelle läuft, denn all dies vermindert Prana. Vergleichen Sie, wie müde und ausgezehrt sie sich oft in diesen Situationen im Gegensatz zu einem pranareichen Ort, wie am Meer oder auf einem Berg, fühlen.

Alten Yogaschriften zufolge sind Krankheitssymptome Manifestationen eines reduzierten Pranaflusses in bestimmten Teilen des Körpers.

DEN VERLUST VON PRANA IN DER ARBEIT EINDÄMMEN

Um den Pranaschwund bei langen Arbeitszeiten am Computer einzudämmen, stellen Sie in der Nähe einen Kaktus oder eine Graslilie auf, die Sauerstoff produzieren und die abgestandene Luft energetisieren. Sehen Sie diese auch als optische Erinnerung daran, sich eine kleine Pause für Atemübungen zu gönnen.

MIT DER PRANA-ENERGIE ARBEITEN

Stellen Sie sich bei den Atemübungen in diesem Kapitel folgende Fragen. Sie können Ihnen helfen, herauszufinden, wo Sie Prana verlieren und wie Sie sich damit aufladen können.

- *Atme ich tief und voll und nutze meine ganze Lungenkapazität?* (Seite 29)
- *Nähre ich meinen Körper und Geist mit Prana in Form von frischer Luft, gesundem Essen und anregenden Ideen?*
- *Kann ich die Schönheit um mich herum aufnehmen? Wie stärkt sie mich?*
- *Neige ich dazu, mehr in mich »hineinzufressen, als ich verdauen kann«? Schwächt dies mein Prana?*
- *Ist mein Leben chaotisch? Liegt es daran, dass ich meine Energie nicht lenken kann?*
- *Erlaube ich anderen Menschen, mich emotional auszulaugen? Oder zehre ich am Prana anderer Menschen, da ich unangemessene Ansprüche an sie stelle?*
- *Verschwende ich Zeit, da ich abgelenkt und zerstreut bin? Oder erlaube ich anderen, meine Zeit zu stehlen?*

Obwohl ein solcher Pranaschwund für gewöhnlich allmählich vor sich geht, können seine Auswirkungen manchmal sehr offensichtlich sein. Wenn Sie einen Schock erleiden, kann dies etwa dazu führen, dass Sie sehr schnell Gewicht verlieren, das Haar über Nacht grau wird oder ein Organ »seinen Geist aufgibt«, wie etwa bei einem Herzinfarkt.

Die Praxis der Atemübungen in diesem Kapitel lehrt Sie, den Pranafluss im Körper bewusst wahrzunehmen. Wenn Sie mit vollem Gewahrsein atmen, können Sie mehr Lebensenergie aus dem Atem ziehen und diese bewusst dorthin lenken, wo sie gerade nötig ist. Wenn Sie die Übungen regelmäßig ausführen und mit ihnen vertraut werden, werden Ihnen wahrscheinlich Veränderungen Ihrer Körperfunktionen und der Weise, wie Sie die Fülle des Lebens erfahren, auffallen. Sogar Ihr Erscheinungsbild könnte sich verändern, da Sie lebendiger, frischer und jugendlicher wirken.

PRANA-VISUALISIERUNG:
PRANA IN SICH AUFNEHMEN

Die Atemvisualisierungsübung gegenüber lenkt die Aufmerksamkeit auf die Zentrale von Prana Vayu im Körper, die sich im »Dritten Auge«, dem Ajna Chakra (*Seite 25*), in der Mitte der Stirn befindet. Dieses Energiezentrum kontrolliert die Sinne, das Bewusstsein und Unterbewusstsein sowie das Selbstgefühl.

Von dieser Kommandozentrale an der Stirn bewegt sich diese treibende Energie des Prana nach innen und unten bis in die Lungenspitzen, wo sie als Hauptschalter fungiert, durch den alle anderen feinstofflichen Energien in Gang gesetzt werden. Behalten Sie die Idee des hereinströmenden Atems beim Ausführen der gegenüberliegenden Übung im Geist. Sie können sich Prana als einladende Figur vorstellen, die die Tür öffnet und bei jedem Einatmen Energie hineinlässt, etwas Nahrung oder Wasser zu sich nimmt oder sich eine Idee anhört. Vertrauen Sie darauf, dass diese Figur die hereinströmende Energie zum richtigen Bereich weiterleitet, wo diese zweckdienlich eingesetzt wird – sei dies die Lunge, der Magen oder der Geist.

Sie können die Prana-Atemübung immer und überall ausführen; sie ist jedoch besonders wirkungsvoll, wenn Sie einen Energiemangel spüren und Ihre Batterien aufladen möchten. Sie können die Übung auch mit der Wechselseitigen Nasenlochatmung (*Seite 55*) kombinieren.

SICH PRANA ZUNUTZE MACHEN

Mussten Sie schon jemals jemandem etwas Unangenehmes sagen, das jedoch nötig war? Erinnern Sie sich, wie Sie sich darauf instinktiv vorbereitet haben. Wahrscheinlich haben Sie tief eingeatmet, einen Moment innegehalten, dann mit einem tiefen Seufzer gedacht: »Gut, bringen wir es hinter uns.« Falls dies so war, haben Sie sich unbewusst Prana zunutze gemacht. Durch das Anhalten des Atems haben Sie wirkungsvoll eine »Extraladung« Energie getankt, die Ihnen half, die unangenehme Aufgabe zu bewältigen.

PRANA-ATEMÜBUNG

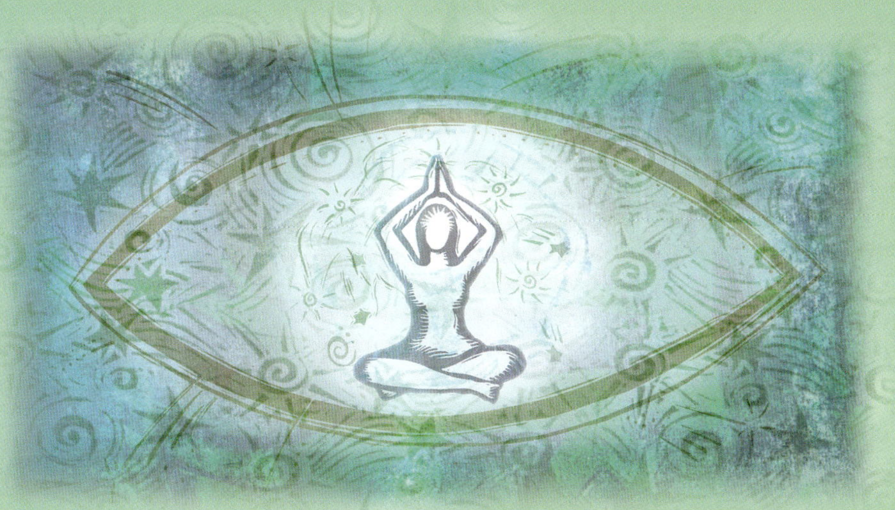

Setzen Sie sich bequem, wenn möglich im Meditationssitz, hin (*Seiten 35–37*). Ziehen Sie die Schulterblätter zur Taille, um das Brustbein zu heben, damit sich der Brustkorb beim Atmen frei bewegen kann.

1 Aufrecht hinsetzen. Den Mund entspannt schließen und durch die Nase atmen. Handflächen aneinanderlegen und über den Kopf heben.

2 Durch die Nase möglichst tief einatmen. Die Augen weit öffnen, so dass sie hervortreten. Stellen Sie sich nun vor, Licht und Energie durch die Augen, die Ohren, das Gesicht und den Scheitel einzusaugen.

3 Wenn die Lunge voll ist, Atem anhalten. Augen schließen und das Bewusstsein auf einen Punkt zwischen den Brauen lenken. Visualisieren Sie die eingeatmete Energie als ein helles, konzentriertes Licht in der Mitte der Stirn, das eventuell funkelt oder blitzt. Halten Sie die Atempause, solange es Ihnen angenehm ist.

4 Beim Ausatmen löst sich das Licht in einen strahlenden Energieregen auf, der Sie belebt. Beginnen Sie mit einem Atemzug, und bauen Sie allmählich 10 auf.

PRANA-FABEL:
DER SCHWARM DER SINNE

»Prana brennt wie Feuer und scheint wie die Sonne.
Es ist eine volle Regenwolke und bläst wie der Wind.
Es ist die Erde und der Mond; hat Form und keine Form; Prana ist Unsterblichkeit.«
Prasna Upanischad, 2,5

»Einst hatte Prana einen Streit mit dem Geist und den Sinnen. Jeder von ihnen glaubte, der wichtigste Teil des Körpers zu sein. Sie führten sich dabei auf wie ein Schwarm zorniger Bienen, die lautstark um die Aufmerksamkeit des Körpers wetteiferten. Prana warnte die anderen: ›Ihr täuscht euch, denn ich halte den Körper am Leben. Ich erhalte das Leben, indem ich mich durch fünf teile.‹ Doch Geist und Sinne wollten ihm in ihrer Selbstgefälligkeit keinen Glauben schenken. Um den Streit zu klären, beschlossen sie, ein Experiment zu wagen. Jeder von ihnen würde den Körper für ein Jahr verlassen. Bei der Rückkehr würden sie entscheiden, wessen Abwesenheit die mächtigste Wirkung auf den Körper gezeigt hatte.

Die Stimme ging zuerst. Als sie zurückkam, fragte sie: ›Wie ist es euch ohne mich ergangen?‹ Die anderen antworteten, wohl wäre der Körper stumm gewesen, doch es wäre ihnen allen gut gegangen. Als Nächstes verließ sie die Sehkraft für ein Jahr, und der Körper lebte weiter, auch wenn er blind war. Als das Gehör ging, war der Körper taub, doch blieb er am Leben und gesund. Sogar als der Geist ging, überlebte der Körper, auch wenn er sich seiner nicht bewusst war. Schließlich war für Prana die Zeit gekommen, den Körper zu verlassen. Als es sich auf den Abschied vorbereitete, fühlten der Geist und all die Sinne, wie mit ihm auch ihre Energie verebbte. Sie konnten der Kraft des Prana einfach nicht widerstehen und spürten den Zug, ihm zu folgen, wie ein Bienenschwarm seiner Königin, wenn sie den Stock verlässt. Und so begann der Körper zu sterben. Da bereuten der Geist und die Sinne ihre Eitelkeit und baten Prana zu bleiben. Sie kamen überein, dass Prana der wichtigste Teil des Körpers sei. «

Interpretation

Die Geschichte betont die Wichtigkeit von Prana im Körper, da es alle Fähigkeiten mit der Energie versorgt, die sie zu ihrem Funktionieren brauchen. Ohne Prana können die Ohren nicht hören, die Augen nicht sehen, kann die Zunge nicht sprechen und der Geist nicht denken. Ohne Lebensenergie fehlt uns die Kraft, irgendetwas zu tun. Dies stellt einen Widerspruch zu der verbreiteten Sichtweise dar, derzufolge die Sinne unter der vernünftigen Kontrolle des Geistes stehen. In Wirklichkeit sind unser Geist und unsere Sinne oft genug außer Kontrolle und ohne Disziplin: So verleitet uns die Zunge oft, den Geschmacksknospen nachzugeben und mehr zu essen, als uns gut tut, oder unsere Augen und Ohren wollen sich spätnachts noch einen Film anschauen, obwohl der vernünftige Geist darauf hinweist, dass wir es am Morgen beim Aufstehen bitter bereuen werden.

Wenn Sie Ihr Leben in den Griff bekommen wollen, ist der Schlüssel dazu die Kontrolle Ihres Prana. Und wenn Sie Prana kontrollieren wollen, beginnen Sie am besten mit der Kontrolle des Atems, da er die greifbarste Manifestation von Prana ist. Genau aus diesem Grund legen Yoga und andere Methoden der Geist- und Körperarbeit wie Tai Chi und Chi Gong so viel Augenmerk auf Atemübungen und -bewusstheit.

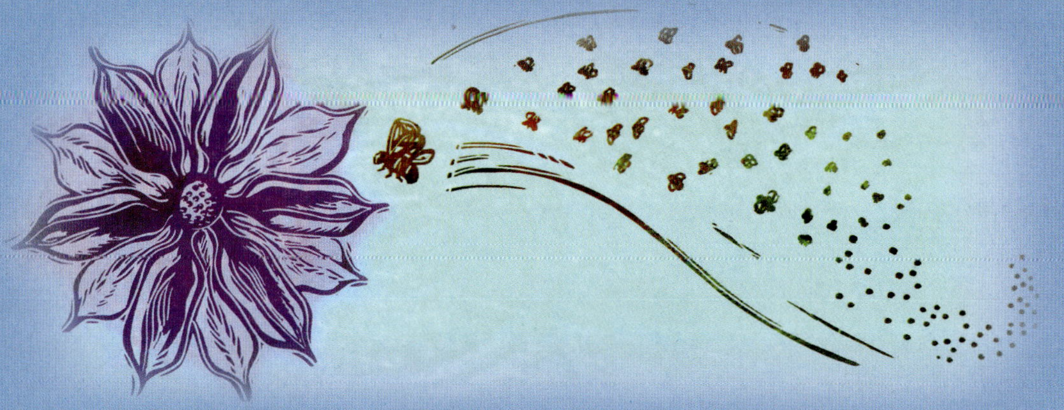

MIT NEGATIVEN EMOTIONEN UMGEHEN

»Gleiche den ein- und ausströmenden Atem in den Nasenlöchern aus.
Kontrolliere Sinne, Geist und Intellekt; Befreiung sei dein höchstes Ziel.
Sei frei von Verlangen, Angst und Zorn.«

Bhagavad Gita, 5,27–28

Wie lassen Sie den Druck ab, wenn Sie etwas ärgert oder wütend macht? Toben Sie, knallen Sie mit den Türen, oder werfen Sie ein Kissen an die Wand? Oder schlucken Sie diese Gefühle lieber hinunter? All diese Strategien rauben Ihnen Prana und können über einen längeren Zeitraum zu chronischen Gesundheitsbeschwerden führen. Und da sie Ihnen nicht helfen, das Problem an der Wurzel zu packen, bleibt die Ursache ungelöst.

Um mit allen negativen Emotionen – besonders Zorn – gesünder umzugehen, hören Sie damit auf, und nehmen Sie ein paar lange und tiefe Atemzüge. Stellen Sie sich vor, mit der Luft so viel Prana wie möglich einzuatmen. Diese Extraportion Energie nährt Ihren Geist, so dass Sie ein gesundes Ventil für Ihre Emotionen finden. Da sich die positive Energie des vitalisierenden Prana, das Sie eingeatmet haben, auf der Welle Ihres Atems im gesamten Körper ausbreitet, hilft es Ihnen, körperliche Anspannungssymptome, wie verkrampfte Muskeln, zu lösen. Auf diese Weise nutzen Sie die Kraft von Prana Vayu, dem vitalisierenden Atem, um Ihre negativen Emotionen zu kontrollieren, statt von diesen kontrolliert zu werden.

Um die Verbindung zwischen Atem, Geist und Emotion besser zu verstehen, probieren Sie einige Tage lang, »stiller Zeuge« von sich selbst zu sein. Beobachten Sie sich selbst mit objektiver, wertfreier Haltung – mit demselben gleichgültigen Interesse, mit dem Sie einen Fremden in einem Café betrachten würden. Beobachten Sie sich bei unterschiedlichen Tätigkeiten: Wie Sie mit jemandem, der unfreundlich zu Ihnen ist, umgehen; wie Sie ein spontanes Gespräch führen; wie Sie reagieren, wenn Ihr Chef Ihnen eine unangenehme Aufgabe erteilt; wie Sie in der überfüllten U-Bahn sit-

RÜCKWÄRTS ZÄHLEN

Wenn Sie von den alltäglichen Ärgernissen überwältigt werden, probieren Sie diese Übung des Atemzählens. Rückwärts zählen steigert die Konzentration, sammelt einen fahrigen Geist und sorgt für ein besseres emotionales Gleichgewicht. Das hat wiederum eine vitalisierende Wirkung auf Körper und Geist. Wenn Sie mit positivem Prana erfüllt sind, bleibt kein Raum für Ärger und Frustration.

1 **Schließen Sie sanft den Mund, und atmen Sie durch die Nase. Zählen Sie beim Einatmen bis 4 und beim Ausatmen 4 Zählschritte aus.**

2 **Wiederholen Sie dies, doch zählen Sie rückwärts: einatmen, drei, zwei, eins; ausatmen, drei, zwei, eins. Atmen Sie mindestens 10-mal tief ein und aus. Beurteilen Sie dann, ob Sie weitere 10 Atemzüge brauchen.**

3 **Achten Sie darauf, was bei der Atemkontrolle mit Ihren Emotionen passiert: Sind Sie nun ruhiger und weniger geplagt? Beobachten Sie auch Ihren Körper: Entspannen sich Schultern und Nacken, oder lockern sich Ihre Fäuste?**

zen und viel zu spät dran sind. Sobald Sie nervös oder wütend werden, stellen Sie auf den beobachtenden Geist um. Überprüfen Sie Ihre Reaktionen und Ihr mentales Verhalten. Achten Sie darauf, wie sehr oder wie wenig Sie Ihre Emotionen kontrollieren und ob sich Körperteile verkrampfen. Dann beobachten Sie die Atmung: Ist sie langsam oder schnell, tief oder flach, oder sind Sie so angespannt, dass Sie sogar den Atem anhalten? Beginnen Sie, bewusst zu atmen. Führen Sie die obige Übung »Rückwärts zählen« aus, oder atmen Sie langsam, tief und regelmäßig ein und vollständig aus (nutzen Sie die ganze Lunge; zur Überprüfung der richtigen Vorgangsweise *siehe Seiten 29–30*). Keine Sorge, wenn Sie als »stiller Zeuge« oder bei »Rückwärts zählen« nicht sofort Resultate erzielen. Ihr emotionales Wohlbefinden ist – Zug um Zug – ein kontinuierlicher Wachstumsprozess.

PRANA LENKEN

»Prana ist die Kraft auf jeder Ebene des Seins, von der höchsten zur niedrigsten. Was sich bewegt oder wirkt oder Leben besitzt, ist allein ein Ausdruck oder eine Manifestation von Prana.«

Swami Sivananda, Göttliche Erkenntnis (1887–1963)

Es mag Ihnen nicht bewusst sein, doch Sie nehmen ständig Prana auf: aus der Nahrung, dem Wasser, dem Sonnenlicht und der Atemluft sowie von den Leuten um Sie herum. Sie geben auch an andere Prana ab. Für gewöhn lich ist dies ein unbewusster Energieaustausch. Falls Sie sich unwohl fühlen und eine Freundin Ihnen die Hand auf die Stirn legt, überträgt sie ihr Prana durch ihr Mitgefühl auf Sie. Wenn Sie hinfallen, instinktiv die Luft anhalten und beide Hände auf das verletzte Knie legen, lenken Sie mehr Prana auf den betroffenen Bereich, um die Heilung zu beschleunigen. Ein Yogalehrer, der Sie bittet, in die Hüften zu atmen, möchte, dass Sie mehr Prana in diese Region lenken, um die Haltung zu verstärken.

Wenn Sie gesund und vital sind, wirkt sich dies automatisch positiv auf die Menschen in Ihrem Umfeld aus, da Sie bewusst oder unbewusst Prana übertragen. Die Menschen sind gern in Ihrer Nähe, da sie sich dort gestärkt fühlen. Doch wenn Sie leiden oder wenig positive Energie ausstrahlen, empfinden die anderen Ihre Gegenwart als emotional auslaugend. Die Atemvisualisierung gegenüber hilft Ihnen, Prana bewusst zu lenken, um positive Energie und Ausstrahlung zu entwickeln.

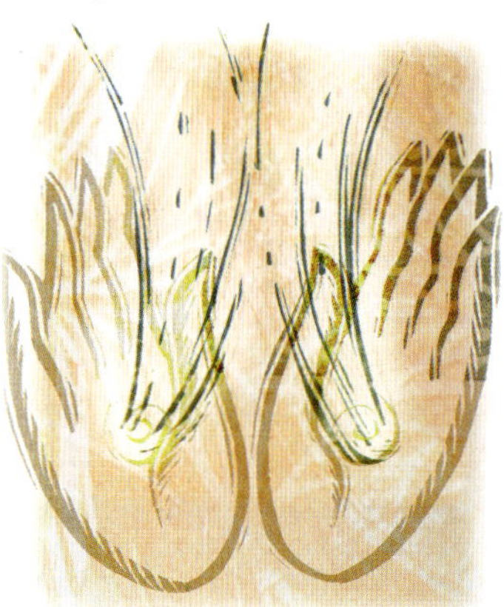

Sie können allerdings noch einen Schritt weitergehen und lernen, Prana bei sich und anderen zu Heilzwecken einzusetzen. Der Heilungprozess wirkt folgendermaßen: Sie lenken Prana in die bedürftigen Körperteile und lösen so Blockaden in den Energiekanälen, wodurch das Prana

VISUALISIERUNG ZUR STEIGERUNG DES PRANAFLUSSES

Die Übung hilft Ihnen, Energie zu tanken, und hebt die Stimmung, wenn Sie sich niedergeschlagen fühlen – wenn Sie mit Prana aufgeladen sind, können Sie mehr positive Energie auf andere ausstrahlen. Daher ist diese Übung eine gute Vorbereitung auf energetische Heilmethoden.

1 **Mund sanft schließen, 8 Zählschritte durch die Nase einatmen und 8 Zählschritte ausatmen.**

2 **Nochmals durch die Nase 8 Zählschritte einatmen. Diesmal stellen Sie sich dabei vor, wie Prana gemeinsam mit der Atemluft in Sie einströmt. Sie können Prana als eine Strömung strahlenden Lichts visualisieren.**

3 **Den Atem nun 4 Zählschritte anhalten und vor dem geistigen Auge das Prana durch jeden Teil des Körpers zirkulieren lassen.**

4 **Durch den Mund 8 Zählschritte ausatmen und spüren, wie mit der Luft auch alle Negativität den Körper verlässt. So oft Sie wollen wiederholen.**

wieder ungehindert fließen kann (*Seiten 23–24*). Ein steter Pranafluss regt die Zellen und das Gewebe an und fördert die Ausscheidung von Giftstoffen, was zur Regeneration des betroffenen Körperteils beiträgt.

Falls Ihnen diese Art des Heilens zusagt, so finden Sie eine reiche Auswahl an Workshops, die sich mit verschiedenen Techniken der Energieübertragung befassen, darunter Reiki, Prana-Heilung und Therapeutic Touch. Grundsätzlich arbeiten diese Techniken mit Energieübertragung durch Handauflegen. Der Behandelnde legt dem Behandelten die Hände auf den Körper, stellt sich auf dessen Prana ein und lässt die vitalisierende Energie durch die Hände in den Empfangenden fließen. Andere Therapeuten vertreten die Sicht, dass der verletzte oder geschwächte Körperteil des Empfangenden die Energie aus ihnen »herauszieht«, um damit die natürlichen Selbstheilungskräfte des Körpers anzuregen oder zu stärken.

LOSLASSEN

Ihre Welt und Ihr Charakter werden von Ihren Gedanken geformt. Wenn Sie in allem das Schöne suchen, wird Ihr Leben voll Freude sein. Wenn Sie sich ständig einreden, Sie seien schwach, wird Ihnen tatsächlich die Kraft fehlen, und wenn Sie sich auf Trauer und Verlust konzentrieren, könnten sich diese Erfahrungen zu einem integralen Bestandteil Ihrer Persönlichkeit entwickeln. Die alten Yogaschriften lehren uns, dass uns die Negativität desto stärker beherrscht, je mehr wir uns auf sie einlassen.

Prana-Atemübungen helfen uns, heilende und stärkende mentale Bilder zu erschaffen, die den Geist regenerieren, so dass das eingeatmete Prana das Entstehen neuer, inspirierender Seinsweisen fördert. Dies geht relativ einfach: Stellen Sie sich vor, mit jedem Einatmen Prana aufzunehmen und bei jedem Ausatmen die destruktiven Gedanken loszulassen. Indem Sie das Ausatmen betonen, regen Sie die mentale Regeneration an, denn nur wenn Sie vollständig ausatmen, kann die frische, mit Sauerstoff angereicherte Luft mühelos in die Lunge strömen.

Doch oft ist es schwer, negative Gedanken loszulassen und positiver zu denken. Dies lässt sich auf körperlicher Ebene mit der Schwierigkeit vergleichen, vollständig auszuatmen. Denn selbst wenn Sie tief einatmen, kann es sein, dass Sie nicht genug Kraft haben, um die gesamte verbrauchte Luft aus dem Körper zu bringen. Man benötigt nämlich mehr Muskelkraft und Stärke, um die Luft aus der Lunge zu stoßen, als sie einzuatmen. Und wenn Sie nur teilweise ausatmen, atmen Sie beim nächsten Zug wieder die verbrauchte Luft ein. Dadurch entziehen Sie dem Körper nicht nur den benötigten Sauerstoff, sondern betrügen Ihre Emotionen um eine belebende Dosis Prana. Die Übung gegenüber ist hilfreich, wenn Sie Probleme haben, vollständig auszuatmen, oder wenn Sie dazu neigen, negativen Gedanken nachzuhängen. Sie dient dazu, die Kraft beim Ausatmen zu verstärken, um sich von Giftstoffen und negativen Gedanken zu reinigen, und bereitet den Geist darauf vor, sich mit positiven Gedanken zu füllen.

2:1 ATMUNG

Diese Übung hilft Ihnen, eine lange, volle Ausatmung zu entwickeln. Diese stimuliert das parasympathische Nervensystem, das dazu beiträgt, mentale Stressoren, körperliche Spannungen und negative Emotionen loszulassen. Sie eignet sich als Meditationsvorbereitung oder wenn Sie von negativen Gefühlen überwältigt werden und nach positiver Energie lechzen. Wenn möglich, mit überkreuzten Beinen hinsetzen (*Seiten 35–37*).

1 Den Rücken aufrichten, den Mund entspannt schließen und durch die Nase atmen. Überprüfen Sie nun, ob Sie vollständig, also mit jedem Teil der Lunge, ein- und ausatmen (*Seiten 28–30*). Der Atem sollte geräuschlos fließen, und zwischen Ein- und Ausatmen sollte keine Pause sein.

2 Wenn Ihnen Atemübungen neu sind, atmen Sie 6 Sekunden lang aus und 3 Sekunden ein. Fällt Ihnen dies schwer, dann atmen Sie 4 Sekunden aus und 2 Sekunden ein.

3 Um das Lösen schwieriger Emotionen zu verstärken, wiederholen Sie mental beim Einatmen das Wort »los« und beim Ausatmen das Wort »lassen«.

4 Atmen Sie weiter so, und wiederholen Sie dabei das Wort »loslassen«. Stellen Sie sich bei jedem langsamen Ausatmen vor, wie Stress und Angst mit der verbrauchten Luft ausgeschieden werden. Verabschieden Sie sich von alten Muskelverspannungen, und lassen Sie die selbst auferlegten mentalen oder emotionalen Schranken und alles, was Sie vom Leben abhält, los. Setzen Sie diese Atmung 1–3 Minuten lang fort, und strecken Sie sich sanft vor dem Aufstehen.

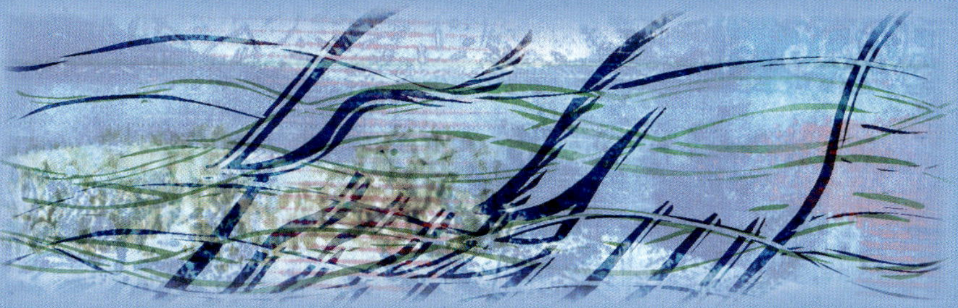

DIE ENERGIEN AUSGLEICHEN

»Sonne (rechtes Nasenloch) und Mond (linkes Nasenloch) teilen die Zeit in Tag und Nacht.«

Hatha Yoga Pradipika, 4.17

Die linke Gehirnhälfte kontrolliert die rechte Körperhälfte und umgekehrt. Der Yogaphilosophie zufolge ist die Atmung eng mit den natürlichen Aktivitätsverschiebungen zwischen den Gehirnhälften, die gemeinsam den Körper steuern, verbunden. Diese werden vom Pranafluss durch die zwei Hauptenergiekanäle Ida (links) und Pingala (rechts) beeinflusst, als deren Ausgangspunkte jeweils das linke und rechte Nasenloch gelten.

Um die Auswirkung dieser Kanäle auf den Körper zu spüren, halten Sie den Handrücken unter ein Nasenloch und atmen durch die Nase aus. Dann halten Sie die Hand unter das andere Nasenloch und atmen nochmals aus. Sie werden merken, dass der Atem auf einer Seite stärker ist als auf der anderen. Falls Sie dieses Experiment einige Stunden später wiederholen, könnte dies umgekehrt ausgehen, da sich bei einem gesunden Menschen ohne Erkältung oder anderen Atemwegserkrankungen die dominante Seite alle 1½ bis 2 Stunden verschiebt. Von einem energetischen Standpunkt aus lässt sich das als normaler Wechsel der vorherrschenden Energie im linken (Ida) und rechten (Pingala) Energiekanal erklären.

Das Atmen durch das rechte Nasenloch regt Prana Vayu, den vitalisierenden Atem, an, während die Atmung durch das linke Nasenloch Apana Vayu, den beruhigenden Atem, stimuliert (*siehe Kapitel 5, Seiten 104–127*). Folgende Übung oben lässt Sie den Wechsel von der vitalisierenden zur beruhigenden Energie selbst erfahren. Sie eignet sich tagsüber zum Anregen der Energie und abends auch zur Beruhigung vor dem Schlafengehen. Die zweite Übung bereitet Sie auf die Volle Wechselatmung vor, die in der Folge einfach Wechselatmung genannt wird (*Seite 55*). Sie fördert den Ausgleich zwischen den beiden Energien und hilft Ihnen, in einen meditativen Zustand zu gelangen. Üben Sie beide Techniken in gleichem Maße.

EINFACHE NASENLOCHATMUNG

Führen Sie Schritt 1 am Morgen und Schritt 2 am Abend aus. Wenn möglich, mit überkreuzten Beinen hinsetzen (*Seiten 35–37*).

1 Morgens: Aufrecht mit geschlossenem Mund hinsetzen. Die linke Hand auf den linken Schenkel und die rechte Hand in Vishnu Mudra (*Seite 54*) vor das Gesicht halten. Nun das linke Nasenloch mit dem rechten Ringfinger und dem kleinen Finger zuhalten. Mit dem rechten Nasenloch 4 Zählschritte ein- und 8 Zählschritte ausatmen. 10-mal wiederholen, dann entspannen.

2 Am Abend: Wie oben, doch das rechte Nasenloch mit dem rechten Daumen zuhalten. 4 Zählschritte durch das linke Nasenloch ein- und 8 Zählschritte ausatmen. 10-mal mit voller Lungenkapazität (*Seite 29*). Dann entspannen.

❁

EINFACHE WECHSELATMUNG

Diese Übung eignet sich am besten mittags vor dem Essen im Meditationssitz (*Seiten 35–37*). Wenn Sie sie gemeistert haben, setzen Sie mit Seite 55 fort.

1 Aufrecht mit geschlossenen Lippen hinsetzen. Linke Hand mit der Handfläche nach oben auf den rechten Schenkel legen. Die rechte Hand in Vishnu Mudra (*Seite 54*) auf das Gesicht legen.

2 Rechtes Nasenloch mit dem rechten Daumen schließen und durch das linke Nasenloch 4 Zählschritte einatmen. Das linke Nasenloch mit dem Ringfinger und dem kleinen Finger verschließen.

3 Daumen heben und durch das rechte Nasenloch 8 Zählschritte ausatmen. Dann durch das gleiche Nasenloch 4 Zählschritte einatmen.

4 Rechtes Nasenloch mit dem Daumen schließen; Finger heben, mit dem linken Nasenloch 8 Zählschritte ausatmen. 10-mal mit voller Lungenkapazität wiederholen (*Seite 29*). Entspannen.

DIE KOMPLEMENTÄREN HÄLFTEN INTEGRIEREN

»Die Sonne ist das Prana des Universums. Ihr Aufgehen lässt das Prana des Auges sehen.«

Prasna-Upanishad, 3,8

In der Yogaphilosphie gilt die rechte Körperhälfte (und die linke Gehirnhälfte) als Sitz der männlichen Qualitäten. Sie gilt als rational, warm und nach außen gerichtet und wird in der yogischen Tradition durch den Gott Shiva und in der chinesischen Tradition als Yang (des Yin-Yang-Symbols) repräsentiert. Die linke Körperhälfte (und die rechte Gehirnhälfte) gilt als Sitz der weiblichen Qualitäten – intuitiv, kühl und nach innen gerichtet – und wird durch die Göttin Shakti und Yin symbolisiert. Beim Yin-Yang-Symbol schließt jede Hälfte auch die gegensätzliche Qualität mit ein, so wie jeder von uns sowohl weibliche als auch männliche Anteile besitzt. Wenn diese Anteile unausgewogen sind, reduziert sich Ihr Prana, und Ihr Wohlbefinden leidet. Das Wiederherstellen des Gleichgewichts bedarf der Reintegration des Intuitiven mit dem Rationalen und des Weiblichen mit dem Männlichen. Dies können Sie mit der Wechselatmung erreichen. Sie gleicht den Atemfluss durch den linken und rechten Energiekanal aus, wodurch Prana Vayu Körper und Geist vitalisiert und Apana Vayu (*Seite 104*) die Emotionen beruhigt, Stress löst und Sie auf die Meditation vorbereitet. Durch eine regelmäßige Praxis werden Sie sich »geerdeter« fühlen.

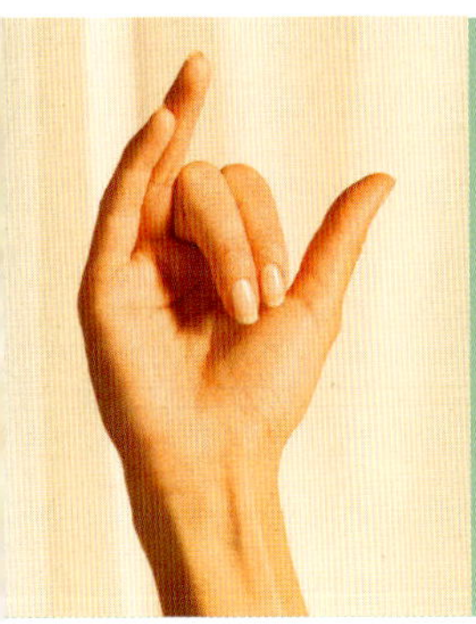

VISHNU MUDRA

Diese Mudra oder yogische Handgeste erlaubt Ihnen, die Energie des Atems im Körper zu versiegeln. Heben Sie die rechte Hand (auch als Linkshänder), und beugen Sie Zeige- und Mittelfinger zur Handfläche hin (links). In dieser Position kann der Daumen das rechte Nasenloch und der Ringfinger und kleine Finger können das linke Nasenloch verschließen.

WECHSELATMUNG
ANULOMA VILOMA

Wenn Sie die einfachere Übung auf Seite 53 beherrschen, können Sie zu dieser Technik übergehen. Sind Ihnen 16 Zählschritte zu lang, halten Sie den Atem zuerst 8 Zählschritte und steigern dies allmählich. Passen Sie die anderen Zählschritte stets proportional an: Das Verhältnis von Einatmen-Anhalten-Ausatmen ist 1:4:2. Bequem hinsetzen (*Seiten 35–37*).

1 **Aufrecht mit geschlossenem Mund hinsetzen. Rechte Hand in Vishnu Mudra (*gegenüber unten*) vor das Gesicht halten. Die linke Hand auf das linke Knie legen; Handfläche weist nach oben.**

2 **Vollständig ausatmen, dann das rechte Nasenloch mit dem Daumen zuhalten. Durch das linke Nasenloch 4 Zählschritte einatmen (*Abbildung A*).**

3 **Sanft beide Nasenlöcher mit Daumen und den beiden äußeren Fingern zusammendrücken. Den Atem 16 Zählschritte anhalten – also viermal so lange wie die Einatmung (*Abbildung B*).**

4 **Den Daumen vom rechten Nasenloch heben, das linke Nasenloch weiter mit Ringfinger und kleinem Finger zuhalten. Durch das rechte Nasenloch 8 Zählschritte ausatmen – also zweimal so lange wie die Einatmung (*Abbildung C*).**

5 **Das linke Nasenloch geschlossen halten und 4 Zählschritte durch das rechte Nasenloch einatmen. Dann beide Nasenlöcher zuhalten und 16 Zählschritte den Atem anhalten.**

6 **Linkes Nasenloch lösen, das rechte Nasenloch weiterhin zuhalten. 8 Zählschritte durch das linke Nasenloch ausatmen. Das ist ein Durchgang. Allmählich auf 10 Durchgänge täglich erhöhen. Beim Steigern der Zählschritte stets auf das Verhältnis 1:4:2 achten.**

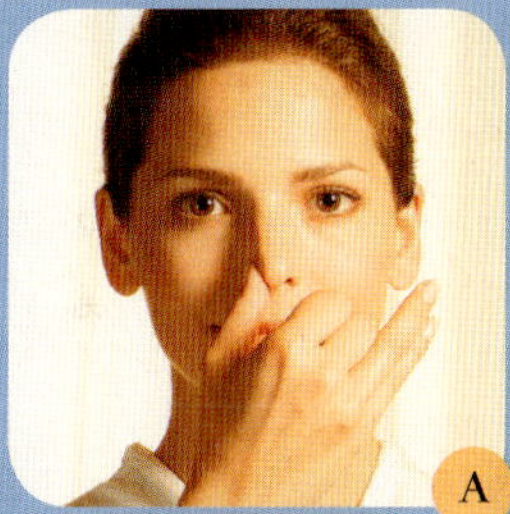
A

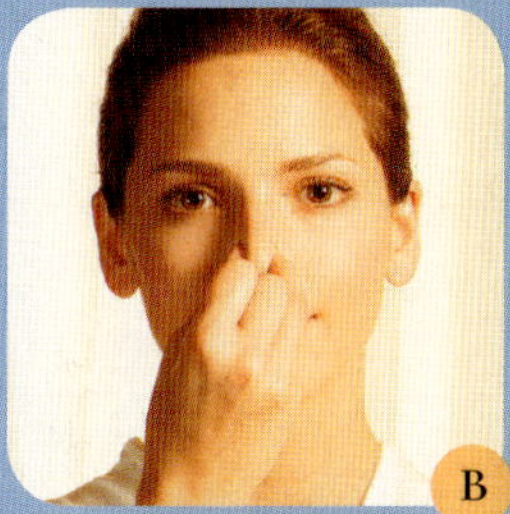
B

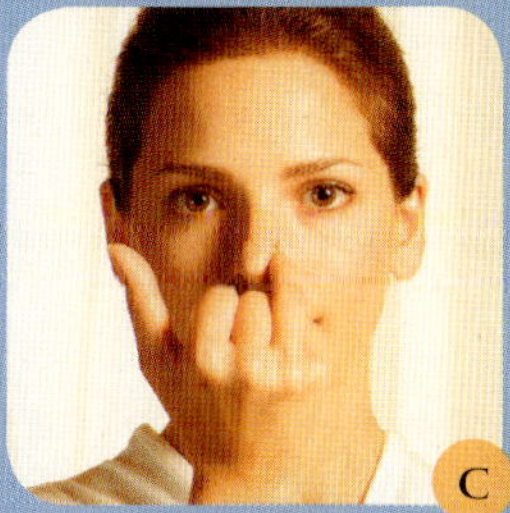
C

VORSICHT: NICHT BEI SCHWANGERSCHAFT – STATTDESSEN DIE EINFACHE WECHSELATMUNG AUF SEITE 53 AUSFÜHREN.

AUSGLEICH DURCH ATMUNG

»Leben ist Prana, Prana ist Leben. Solange Prana in diesem Körper ist, solange ist er am Leben. Prana gibt einem, wenn auch nicht in dieser Welt, Unsterblichkeit.«

Kaushitaki-Upanishad, 3,2

Wenn Sie sich auf Ihr Energiemuster einstellen, das etwa alle ein bis eineinhalb Stunden zwischen linkem und rechtem Energiekanal wechselt (*Seite 52*), werden Sie merken, dass Sie die Atmung mit der relevanten Gehirnhälfte synchronisieren können. Bei regelmäßiger Praxis führt dies zu einer tiefen Veränderung des Energieniveaus der vitalisierenden Prana-Energie und positiven Kraft, wodurch Sie Ihre Kapazität den ganzen Tag optimal nutzen können. Prägen Sie sich zuerst ein, welches Nasenloch mit welchen Aktivitäten korrespondiert (*siehe Kasten gegenüber*). Falls Ihre derzeitige Tätigkeit nicht mit dem dominanten Nasenloch übereinstimmt (halten Sie zur Überprüfung den Handrücken unter die Nasenlöcher), können Sie durch Verschließen dieses Nasenlochs den Energiefluss verändern. Atmen Sie nun, wenn möglich, durch das undurchlässigere Nasenloch. Dies wird bei regelmäßiger Praxis der Atemübungen einfacher.

Prinzipiell gilt: Zeiten, in denen die rationale und analytische linke Gehirnhälfte (der rechte Energiekanal) vorherrscht, eignen sich für sequenzielle, lineare und logische Aufgaben, wie etwa Rechnungswesen,

SWARA YOGA

Das Sanskritwort Swara *bedeutet »Klang des eigenen Atems«. Die esoterische Strömung Swara Yoga lehrt Techniken, um den Atem zu analysieren und auf die wechselnden pranischen Rhythmen und die subtilen Biorhythmen Ihres Körpers und Geists einzustellen. Swara Yoga empfiehlt uns, die täglichen Tätigkeiten mit unserem Atem in Einklang zu bringen. Wenn Sie mehr darüber wissen wollen, finden Sie auf Seite 157 Hinweise zur weiteren Lektüre.*

Einprägen von Informationen oder der Planung einer Feier. Sie können diese Dinge effizienter erledigen, wenn Sie primär durch das rechte Nasenloch atmen. Umgekehrt gelingen kreative und künstlerische Unterfangen, die eine Orientierung im Raum verlangen, wie etwa Tanzen oder Zeichnen, leichter, wenn die intuitive und ganzheitliche rechte Gehirnhälfte (der linke Energiekanal) aktiv ist. Sie können diese Energie steigern, indem Sie durch das linke Nasenloch atmen. Alten Yogaschriften zufolge dehnt sich unser Gewahrsein in den raren Momenten, in denen der Atem gleichmäßig durch beide Nasenlöcher strömt, über Raum und Zeit aus. Es ist die Zeit spiritueller Aktivität, wie etwa Meditation und Gebet. Die Wechselatmung (*Seite 55*) kann Sie in diesen Zustand der Ausgeglichenheit bringen.

LINKES NASENLOCH/ RECHTE GEHIRNAKTIVITÄT	RECHTES NASENLOCH/ LINKE GEHIRNAKTIVITÄT
Assoziatives Denken	Mathematisches Denken
Kreative, ruhige, stille Arbeit	Körperliche Tätigkeiten
Wasser trinken	Essen
Das Haus verlassen	Heimkommen
Möbel umstellen	Buchhaltung machen
Mit Farben und Formen umgehen	Mit Worten und Zahlen jonglieren
Nonverbale Kommunikation	Sprechen und diskutieren
Singen, musizieren, komponieren oder Musik hören	Lesen, schreiben, lernen oder Worten lauschen

PRANA-ÜBUNGSSEQUENZ: SONNENGRUSS

Yogalehrer werden Ihnen erklären, dass beim Einatmen, wenn die Luft in die Lungen strömt, das damit aufgenommene Prana die Wirbelsäule entlangströmt. Die Bewegungssequenz, die Sie auf den nächsten Seiten finden, steigert die Aufnahme vitalisierender Energie, da jede Haltung eng mit der Atmung verbunden ist und die Wirbelsäule nach vorn und hinten gedehnt wird. Sie sollten bei den fließend-tänzerischen Bewegungen spüren, wie die Aufnahme von Prana Ihren Körper und Geist belebt. Wenn Sie den Sonnengruß am Morgen ausführen, hilft Ihnen das, den Atem für den restlichen Tag zu regulieren. Beginnen Sie mit 6 Wiederholungen (3 auf jeder Seite), und steigern Sie die Praxis auf 12 Durchgänge. Beim ersten Durchgang beginnen Sie mit dem rechten Fuß, beim zweiten mit dem linken.

SONNENGRUSS

Falls Sie Anfänger sind und Sie sich die Informationen nicht alle auf einmal merken können, ignorieren Sie anfangs die Hinweise zur Atmung, und lernen Sie vorerst die Körperhaltungen. Sobald Sie mit der Sequenz vertraut sind, koordinieren Sie die Bewegungen mit dem Ein- und Ausatmen, um die Aufnahme von Prana zu maximieren.

VORSICHT: WENN SIE SCHWANGER SIND, VERÄNDERN SIE DIE BEWEGUNGEN: HEBEN SIE NICHT DIE ARME ÜBER DEN KOPF, UND LEGEN SIE SICH NICHT AUF DEN BAUCH. ARBEITEN SIE AM BESTEN MIT EINER LEHRERIN, DIE SICH AUF YOGA FÜR SCHWANGERE SPEZIALISIERT HAT.

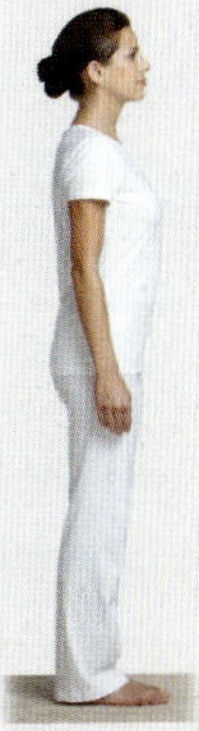

1 Aufrecht hinstellen, Füße sind geschlossen, Arme hängen locker an den Seiten. Mund sanft schließen und tief durch die Nase einatmen, um sich mental auf die Abfolge der Bewegungen vorzubereiten. Atmen Sie dabei immer durch die Nase.

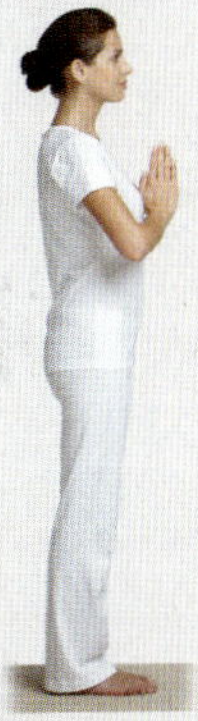

2 Ausatmen und Handflächen in der klassischen Gebetshaltung vor der Brust falten. Fühlen Sie, wie diese Haltung Ihren Körper und Geist »zentriert«.

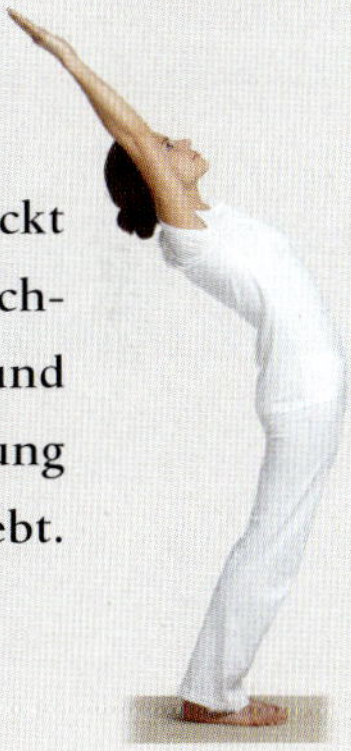

3 Einatmen und die Arme über den Kopf strecken. Arme gestreckt neben den Ohren lassen, während Sie hochblicken. Gleichzeitig den ganzen Körper nach hinten beugen. Ellbogen und Knie bleiben dabei gestreckt. Fühlen Sie, wie diese Dehnung den ganzen Körper von den Fingern bis zu den Zehen belebt.

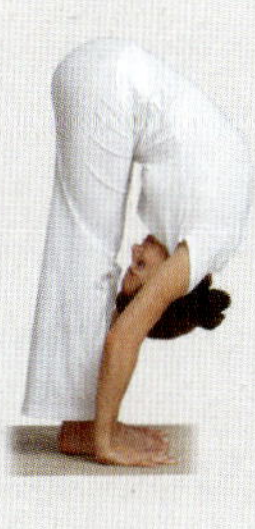

4 Ausatmen, dabei vornüber beugen und die Hände neben die Füße auf den Boden legen. Sie können dazu die Knie etwas beugen. Ziehen Sie die Stirn zu den Knien.

5 Einatmen, um möglichst viel Prana aufzunehmen, und zugleich das rechte Bein nach hinten strecken. Beide Knie beugen und das hintere Knie im Ausfallschritt hinten absetzen. Aufblicken, die Hände links und rechts neben den linken Fuß legen.

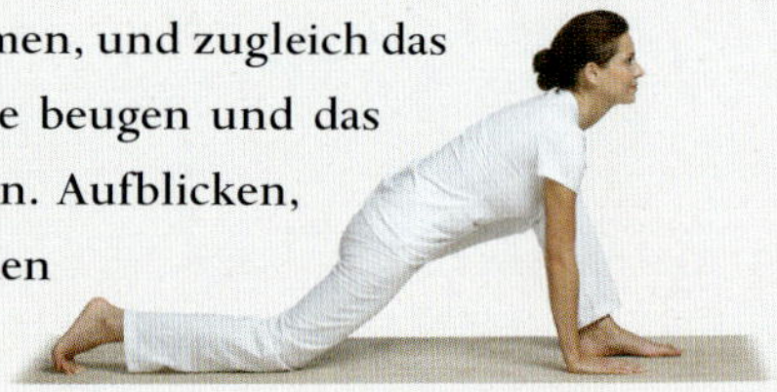

6 Atem anhalten und den linken Fuß neben den rechten führen. Beide Knie strecken und Rücken gerade halten, so dass der Körper vom Kopf bis zu den Fersen eine gerade Linie bildet.

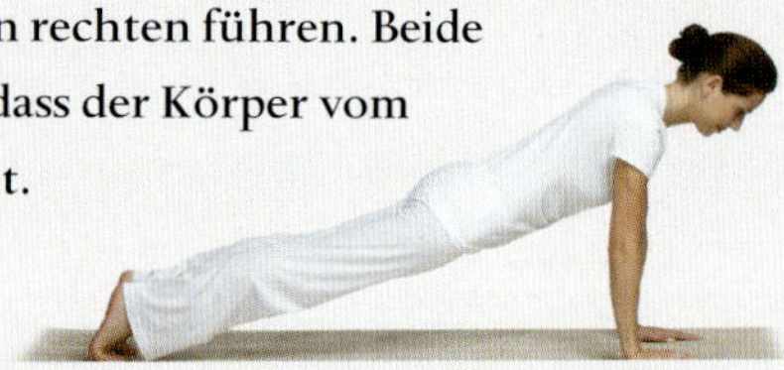

7 Ausatmen, dabei die Knie beugen und auf den Boden legen. Die Hüften oben lassen und den Brustkorb zwischen den Händen zu Boden bringen. Das Kinn ebenso auf den Boden legen.

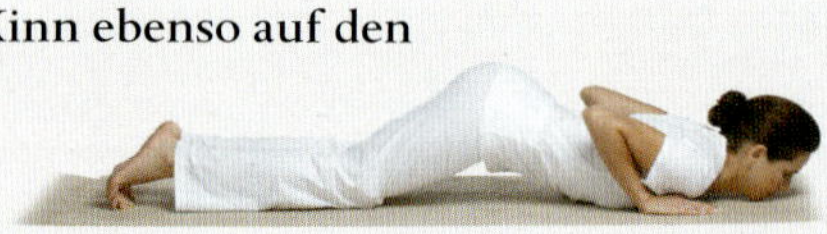

8 Ohne Hände oder Füße zu bewegen, einatmen, mit dem Körper nach vorn gleiten und dann Kopf und Brust nach oben wölben.Die Hände bleiben flach am Boden, die Ellbogen sind leicht gebeugt und zum Körper gezogen. Schultern entspannen und von den Ohren wegziehen. Der Unterkörper bleibt am Boden.

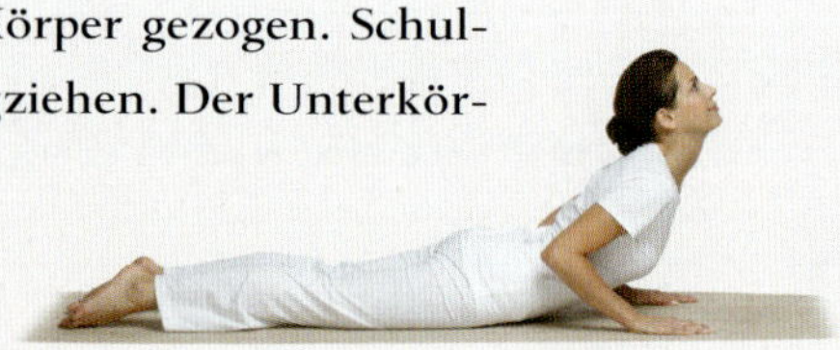

9 Zehen auf den Boden stellen, ausatmen und die Hüften so hoch wie möglich heben. Hände und Füße sollten ruhig bleiben. Ellbogen strecken und den Kopf locker zwischen den Armen hängen lassen. Brustkorb zu den Schenkeln ziehen und die Fersen in den Boden drücken. Das ist der »Abwärts blickende Hund«, den Sie auch gesondert üben können.

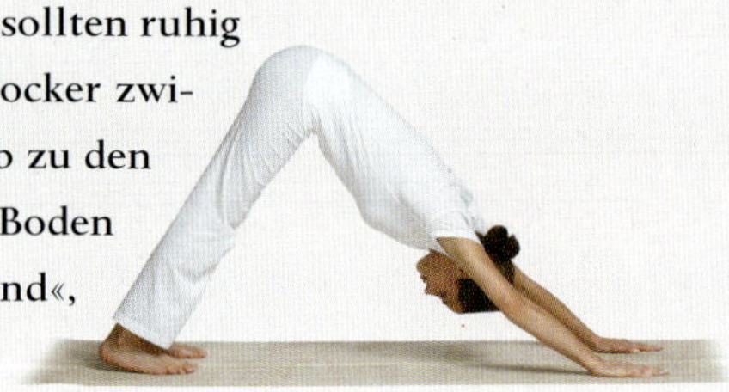

10 Einatmen, das linke Knie beugen und auf den Boden legen. Fast gleichzeitig den rechten Fuß wieder nach vorn setzen und die Zehen auf eine Linie mit den Fingern bringen. Aufblicken, ohne die Hände vom Boden zu nehmen.

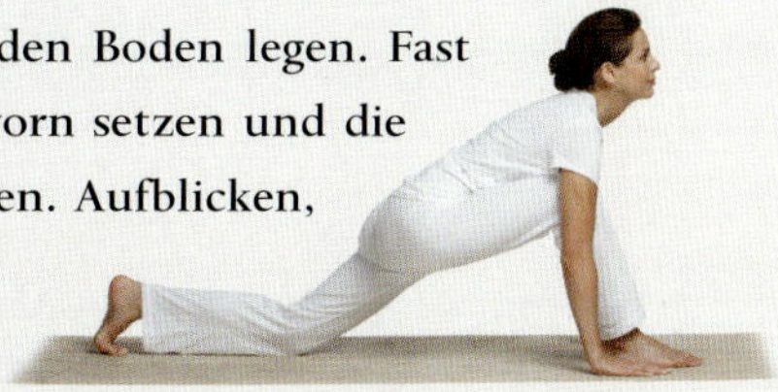

11 Ausatmen, den linken Fuß nach vorn bringen und neben den rechten stellen. Hüften heben und Kopf zu den Knien fallen lassen. Die Knie so weit wie möglich strecken, ohne die Hände vom Boden zu nehmen. Sie können die Knie etwas gebeugt lassen.

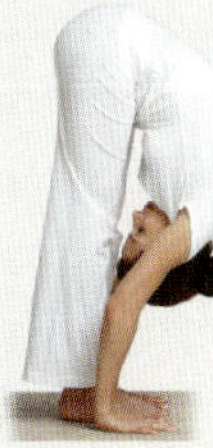

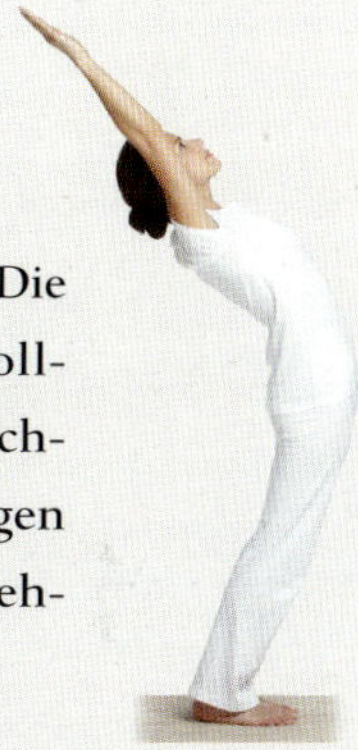

12 Einatmen und dabei langsam den Körper wieder aufrichten. Die Arme nach vorn und weiter über den Kopf strecken. Die Arme sollten gestreckt und neben den Ohren sein. Hochblicken und gleichzeitig den gesamten Körper nach hinten beugen. Knie und Ellbogen bleiben dabei gestreckt. Spüren Sie wieder die vitalisierende Dehnung im gesamten Körper.

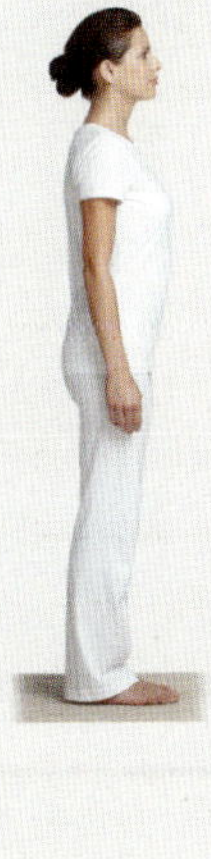

13 Ausatmen, dabei die Arme seitlich senken und wieder in die Ausgansposition zurückkehren. Dies ist ein kompletter Durchgang der Bewegungssequenz. Beim nächsten Durchgang strecken Sie in Schritt 5 das linke Bein nach hinten und in Schritt 10 wieder nach vorn. Wechseln Sie nach jedem Durchgang immer die Seiten.

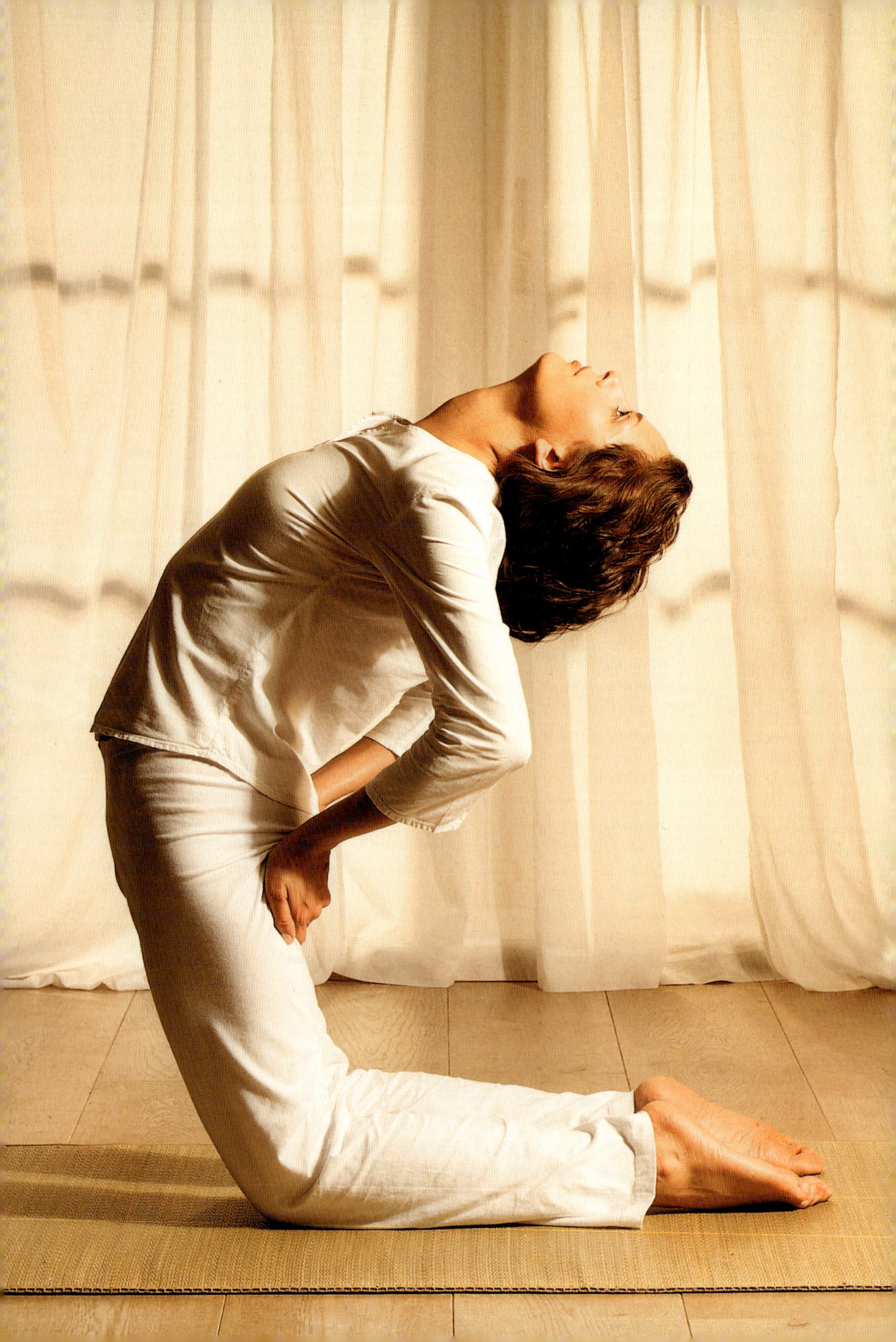

KAPITEL 3

DER NÄHRENDE ATEM

SAMANA VAYU

Die meisten Menschen verstehen unter Atmen einfach den Vorgang, Luft aufzunehmen und wieder abzugeben, doch dies ist nur die erste und letzte Phase der Atmung. Nachdem Prana Vayu, der vitalisierende Atem, die Lunge mit Luft gefüllt hat, geht die zweite der fünf Energieformen, Samana Vayu, an die Arbeit: den Sauerstoff zu extrahieren, um ihn in die Zellen zu transportieren. Diese ähnelt der Arbeit des Verdauungssystems, wenn es die Nahrung in ihre Nährstoffe zerlegt. Und Yogaphilosphen meinen tatsächlich, dass Samana Vayu (die »zentrierende« oder »ausgleichende« Energie) den Körper nährt, indem es sowohl den Gasaustausch in der Lunge als auch den Verdauungsprozess im Magen kontrolliert. In diesem Kapitel erfahren Sie, dass Samana auch den Geist nährt, da es uns hilft, Ideen zu verdauen, Gefühle zu deuten und Argumente zu verstehen. Durch das Anregen der Samana-Energie mittels Atemübungen steigern Sie nicht nur Ihre Aufnahme von Sauerstoff und Nährstoffen, sondern verändern auch die Art, mit Ideen und Gefühlen umzugehen, um Ihre intellektuellen und emotionalen Bedürfnisse zu stillen.

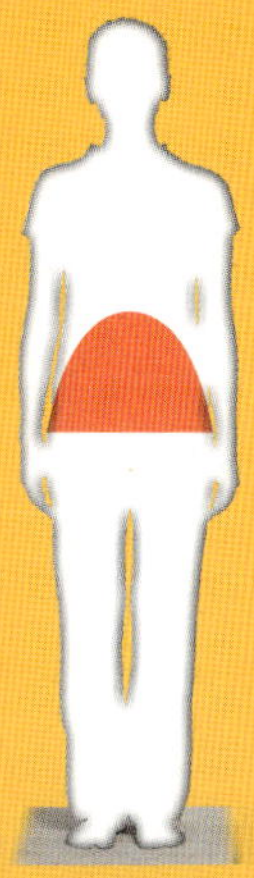

Die am stärksten von Samana Vayu durchdrungene Körperregion

DER VERDAUUNGSATEM

Stellen Sie sich Ihren Körper nochmals als Fabrik vor. Samana Vayu wäre für die Aufbereitung der Rohstoffe zuständig, die von Prana, dem Chef, bestellt wurden (*Seiten 40–41*). Samana extrahiert alle nutzbaren Substanzen: Sauerstoff aus der Luft, Nährstoffe aus dem Essen und Ideen aus Worten und Geräuschen, die Sie hören, und leitet diese an den zuständigen Verarbeitungsort weiter, um in den Blutstrom oder in Ihre Denkprozesse aufgenommen zu werden. Samana erlaubt danach Apana Vayu, dem reinigenden Atem, auszuscheiden, was Sie nicht mehr brauchen (*Seiten 106–107*). Der Einflussbereich dieses nährenden Atems ist am stärksten im Solarplexusbereich spürbar, der sich vom Brustkorb bis zum Nabel erstreckt.

Samana Vayu ist die Energie der Mäßigung, die Sie durch ein gesundes Maß im Leben stärken können: durch ausgewogene Ernährung, tägliche Übungen, ausreichend Schlaf, emotionale Ausgeglichenheit sowie durch spezifische Atemübungen. Samana Vayu ist dem Element Feuer zugeordnet. Wenn sie aus dem Gleichgewicht kommt, kann sie Ihr System physisch als auch emotional überhitzen. Die Atemübungen auf den folgenden Seiten zeigen effektive Möglichkeiten auf, um diese überschüssige Hitze zu verteilen. Wenn Sie beispielsweise spüren, dass Ihre Emotionen »zu kochen« beginnen, atmen Sie ein paarmal durch, und versuchen Sie dann die »Kühlende Atmung« oder »Zischende Atmung« auf Seite 77. Falls Sie ein emotional hitziges Gemüt haben, können Sie Ihre Samana-Energie kühlen, indem Sie koffeinhaltige Getränke durch Kamillentee ersetzen und stark gewürzte Speisen, Zwiebeln und Knoblauch meiden.

Ist die Samana-Energie jedoch eher lau oder am Verdampfen – mögliche Symptome sind Verdauungsbeschwerden sowie Problem- und Konfliktscheuheit –, ist dieses Kapitel ebenso etwas für Sie. Übungen wie die Sonnenatmung (*Seite 71*), Blasebalgatmung (*Seite 75*) und Feuerreinigung (*Seite 73*) helfen Ihnen, das innere Feuer wieder zu entfachen, sich geistig der Welt zu stellen und Problemen ins Auge zu blicken, statt sich diesen zu

MIT DER SAMANA-ENERGIE ARBEITEN

Stellen Sie sich bei der Ausführung der Atemübungen in diesem Kapitel folgende Fragen. Diese helfen Ihnen, zu erkennen, ob Sie Ihr Samana überhitzen oder erschöpfen, und zeigen Wege auf, um dieses auszugleichen.

- *Leide ich unter Verdauungsproblemen?*
- *Bin ich oft verärgert? Wenn ja, gebe ich meinem Zorn einen gesunden Ausdruck?*
- *Verdränge ich oft negative Erfahrungen und Gedanken? Wie könnte ich beginnen, mich diesen zu stellen und damit fertigzuwerden?*
- *Grüble ich ständig über alles, was mir passiert, nach? Wie kann ich aufhören, mich ständig in Tagträumen zu verlieren?*
- *Neige ich dazu, vorzugeben, die Dinge wären o.k., nur um eine »Szene« zu vermeiden?*
- *Neige ich dazu, Dinge wortgetreu zu übernehmen. Oder überdenke ich die Dinge und entscheide dann für mich selbst?*
- *Horte ich Dinge? Oder trenne ich mich von Dingen, die ich nicht mehr mag oder brauche?*
- *Kann ich gut mit meinem Geld umgehen?*
- *Wie wichtig ist es mir, von schönen Dingen umgeben zu sein? Kann ich mir mehr Zeit geben, um mich in dieser Weise zu nähren?*

entziehen. Samana Vayu kann Sie tatsächlich »anfeuern«, wenn Sie zusätzlich auf gekühlte Getränke verzichten und erst mindestens 30 Minuten nach dem Essen etwas trinken. Achten Sie darauf, sich nicht zu überhitzen oder die Hauptmahlzeit nicht spätabends einzunehmen, und meiden Sie auch schwere, ölige und sehr kalte Speisen.

Ist Ihre Samana-Energie stark und doch ausgeglichen, werden Sie Sauerstoff und Nährstoffe besser aufnehmen. Das Feuer in Ihrem Bauch hilft Ihnen, negative Erfahrungen besser zu assimilieren oder zu »verdauen« und zehrenden Situationen mit mehr Gleichmut zu begegnen. Ein gestärktes Konzentrationsvermögen gibt Ihnen das nötige Gleichgewicht, um klare Entscheidungen bezüglich dem, was Sie vom Leben wollen, zu treffen.

SAMANA-VISUALISIERUNG:
SAMANA KONZENTRIEREN

Samana zieht die Energie aus der Peripherie nach innen und konzentriert sie um das Körperzentrum, wo der Überschuss im Solarplexusbereich, der Batterie des Körpers, gespeichert wird. Von dieser Kontrollzentrale aus regelt Samana die Verdauungsfähigkeit des Körpers, um Nahrung und Sauerstoff, sinnliche Erfahrungen und intellektuelle Reize zu assimilieren. Es ist auch der Sitz von Manipura Chakra (*Seite 25*), jenem feinstofflichen Energiezentrum, das mit Willenskraft und Selbstwert verbunden ist. Hier ist auch der Punkt, wo das Einatmen sich ins Ausatmen verwandelt. Sie können sich diesen Punkt als energetische Kreuzung vorstellen, wo Sie von einem Zustand zum anderen umschalten, und zwar von der eindringenden Energie Prana Vayu (dem vitalisierenden Atem, *siehe Kapitel 2*) zu der nach außen strömenden Energie Apana Vayu (dem reinigenden Atem, *siehe Kapitel 5*).

Das moderne Leben scheint von einem Übermaß an nach außen dringender Energie dominiert. Unser Geist, die Sinne und Kontostände sind häufig ausgereizt. Das mag an Ihnen zehren. Falls Ihre Samana-Energie zu schwach ist, könnten Sie nach neuen Sensationen lechzen, überemotional sein oder irgendwie »feststecken«. Die Samana-Atemübung gegenüber hilft, die Energie zu bewahren und zu sammeln, wenn Sie durch äußere Anforderungen ausgelaugt sind, damit Sie sich mehr im Griff haben und ausgeglichener werden. Um Samana zu nähren, visualisieren Sie den Austausch von Sauerstoff und Abfallstoffen in Ihrer Lunge während der Atemverhaltung.

SAMANA ZÜGELN

Haben Sie jemals gleich beim Aufwachen versucht, einen Traum zu deuten? Wenn Sie über die Bedeutung eines Traums auf diese Weise nachgrübeln, können Sie die Kraft von Samana Vayu heranziehen, die den Intellekt anregt, die »Dinge zusammenzubringen«. Sie können diese Energie mit kontrahierenden Übungen, wie Vorbeugen oder auch einem Puzzle, fördern.

SAMANA-ATEMÜBUNG

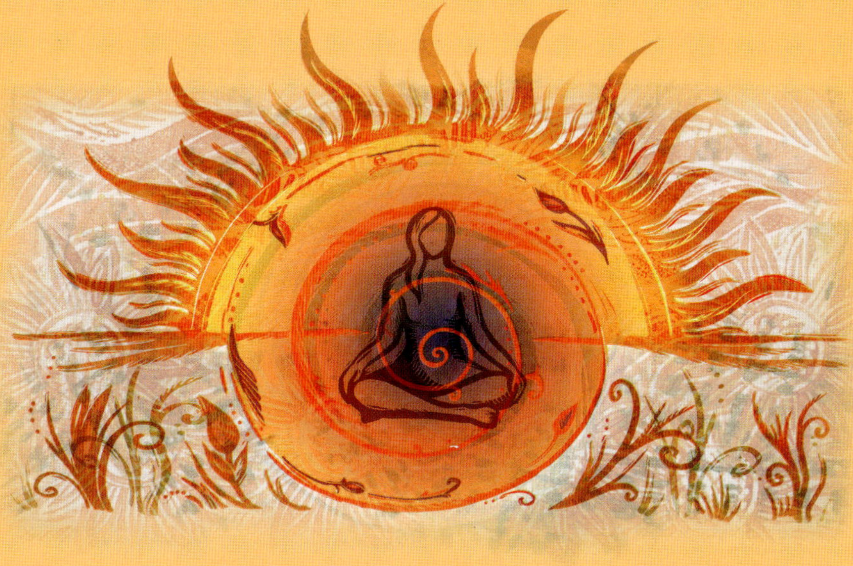

Setzen Sie sich bequem, mit überkreuzten Beinen hin (*Seiten 35-37*). Diese Übung macht man am besten im Freien, falls nicht, kontemplieren Sie ein Landschaftsbild. Nehmen Sie die Ansicht in sich auf, und füllen Sie Ihre innere Essenz mit den Farben von Blumen, Bäumen und des Himmels.

1 **Aufrecht mit locker geschlossenen Lippen hinsetzen. Augen schließen, tief durch die Nase einatmen und den Atem in den Bauch ziehen.**

2 **Am Ende des Einatmens halten Sie dem Atem an und konzentrieren sich ganz auf den Solarplexus. Stellen Sie sich die Samana Energie als einen mehrfarbigen, mehrdimensionalen Energiestrom vor, der sich spiralförmig nach innen zieht und Sie mit einem Gefühl der Stabilität und Ausgeglichenheit versorgt.**

3 **Atmen Sie langsam durch die Nase aus, und fühlen Sie, wie Samana jeden Teil Ihres Wesens zentriert. Visualisieren Sie eine unerschöpfliche Energiequelle im Solarplexusbereich, von der Sie bei Bedarf jederzeit Nahrung für Körper, Geist und Seele schöpfen können. 3–5 Wiederholungen, dann die Augen öffnen.**

SAMANA-FABEL: DAS GLEICHGEWICHT DER ENERGIEN

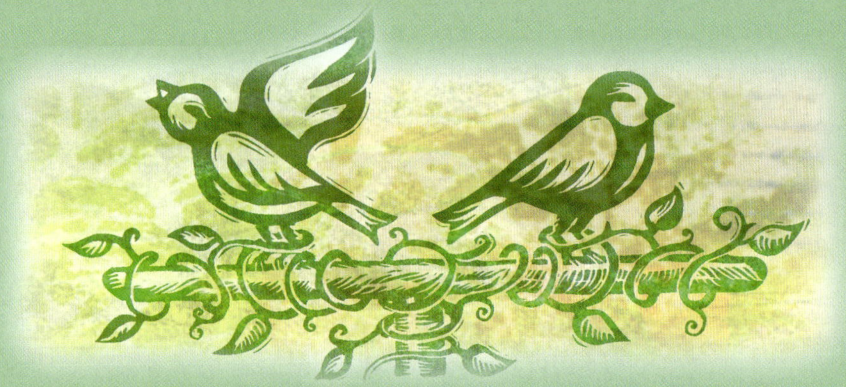

»Es waren einmal zwei Vögel, die lebten nebeneinander auf einer starken Holzstange. Obwohl sie ihren Lebensraum teilten, blickten sie einander nie an. Manchmal rückte ein Vogel etwas näher an den anderen heran, doch das brachte die Stange aus dem Gleichgewicht, und so rückte er instinktiv rasch wieder weg, um den geteilten Platz ins Gleichgewicht zu bringen. Ab und zu versuchte ein Vogel, wegzufliegen. Doch er kam nicht allzu weit, da er am Fuß mit einer Leine an die Stange gebunden war. Obwohl es keinen Weg gab, die Stange zu verlassen, verstanden die Vögel niemals warum. So lebten sie miteinander, ohne zu wissen, dass sie sowohl an die Stange als auch an die Handlungen ihres Gefährten gebunden waren.«

Interpretation

Stellen Sie sich vor, Prana – die nach innen fließende, vitalisierende Energie – wäre einer der beiden Vögel, die sich die Stange teilen, und der andere Vogel Apana – die nach außen drückende und reinigende Energie. Damit Sie körperlich und geistig ausgeglichen sind, müssen beide im Gleichgewicht sein. Beim Atemvorgang steht Prana für das Einatmen und Apana für das Ausatmen. Samana ist die Pause zwischen beiden – das Verharren oder

HEILKRÄUTER FÜR EINE AUSGEGLICHENE ATMUNG

Diese Heilpflanzen gelten in der Ayurveda und der Traditionellen Chinesischen Medizin (TCM) als förderlich für das Atmungssystem. Diese Kräuter sind zwar online oder in Reformhäusern erhältlich, es ist jedoch besser, sich diese nach einer Diagnose durch einen Heilpraktiker verschreiben zu lassen.

GINSENG: Ein Stärkungsmittel für Lunge und Nebennieren, das hilft, die Lunge nach chronischen Erkältungen, Husten und/oder allgemeiner Erschöpfung zu kräftigen.

BALA: Ein verbreitetes ayurvedisches Tonikum, das das Atem-, Herz-Kreislauf- und Nervensystem stärkt.

TULSI: Indiens heiliger Basilikum, wird in der ayurvedischen Behandlung zur Reinigung der Lunge eingesetzt. Tulsi besitzt antioxidative sowie pilzhemmende Wirkung und steigert die körpereigene Stressabwehr.

ZITRUSSCHALE: aus der chinesischen Heilkunde, reinigt die Lunge von überschüssigem Schleim, harmonisiert und wärmt die Verdauung.

Anhalten des Atems, der auch »Mittelatem« genannt wird. Seine Rolle ist es, Prana und Apana Vayu zu vereinen. Es ist also Samana, die beide Vögel auf der Stange ausgleicht, so dass die Bewegungen eher komplementär als gegensätzlich ablaufen, und die jedem Vogel einen gewissen Grad an Freiheit einräumt, doch dafür sorgt, dass diese immer wieder zueinander zurückkehren, um die Homöostase (Selbstregulation) aufrechtzuerhalten.

Eine wirksame Art, um die Verbindung von Prana und Apana Vayu auszugleichen, ist, Samana Vayu – die Atempause zwischen Ein- und Ausatmen – zu verlängern. Die Yogis entwickelten Atemübungen, um die Länge des Atemanhaltens auszudehnen. Sie können mit der Sonnenatmung auf Seite 71 beginnen. Das Anhalten des Atems hat den Zusatznutzen, Ihre subtile Energie zu reinigen, Ihre Fähigkeit, emotionale und spirituelle Reize zu assimilieren, zu verbessern sowie überschüssige Energie im Solarplexusbereich zu speichern, die Sie brauchen, um wichige Entscheidungen für die Zukunft zu treffen.

DIE SONNENWÄRME AUFNEHMEN

»Durch das Meistern des Mittelatems, der den Körper nährt [Samana], wirst du im leuchtenden Licht erstrahlen.«

Yoga Sutra, 3,40

Die Sonnenatmung eignet sich hervorragend, um Samana Vayu zu steigern. Beim Einatmen durch das rechte Nasenloch – dem Pingala-Energiekanal, der mit der Sonne assoziiert wird (*Seite 23*) – erhöhen Sie die Körperwärme und regen die Verdauung und den Sympathikus an. Die Sonnenatmung ist besonders sinnvoll, wenn Sie unter Problemen leiden, die einem Mangel an Körperwärme entspringen. Dem yogischen Denken zufolge umfasst dies Erkältungen, Verstopfung, Fettleibigkeit, Ödeme, Muskelverhärtungen, Schläfrigkeit, Lethargie, mentale Trägheit, Erschöpfung und Depression. Die Übung steigert nicht nur die Körperwärme, sondern durch das Anregen von Samana auch die Dynamik und emotionale Sensibilität. Daher ist die Sonnenatmung hilfreich, wenn es Ihnen schwerfällt, zu kommunizieren oder Ihre Kreativität auszudrücken.

Die Sonnenatmung eignet sich gut als Aufwachritual oder als Heilmittel gegen die Nachmittagsmüdigkeit. Da sie den Geist anregt, sollte man sie nicht abends ausführen, da das Einschlafen danach schwerfällt.

ATEM UND ERNÄHRUNG

Bei Müdigkeit oder Stress greifen wir gern zu rascher Abhilfe, wie Fast Food, koffeinhaltigen Getränken, Alkohol oder Tabak. Diese geben zwar momentan Energie, doch auf lange Frist zehren sie am Körper. Die Sonnenatmung (gegenüber) *sorgt für einen konstanten, ganzheitlichen Energiefluss, und die Feuerreinigung* (Seite 73)*, die den Stoffwechsel und das Verdauungsfeuer anregt, hilft, Nahrung rascher und besser zu verwerten. Denken Sie aber daran, dass Atemübungen kein Ersatz für nährstoffreiche und maßvolle Ernährung sind.*

SONNENATMUNG
SURYA BHEDA

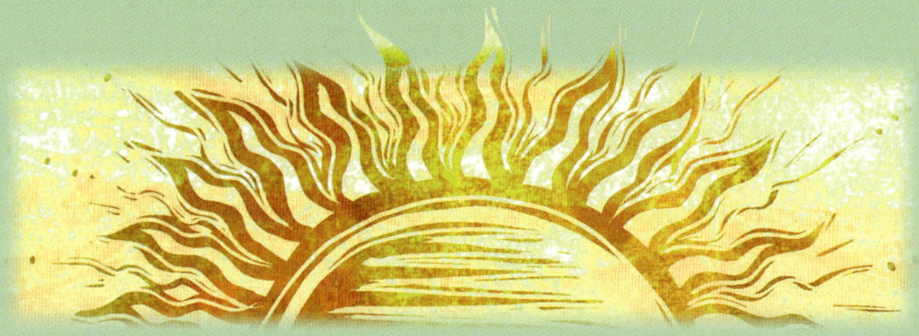

Das Einatmen durch das rechte Nasenloch wärmt den Körper, während das Ausatmen durch das linke Nasenloch überschüssige Energie und Unreinheiten ausscheidet. Üben Sie mit leerem Magen. Keine Sorge, falls Sie beim Anhalten des Atems den Schweiß an den Haarwurzeln spüren: Das ist ein gesundes Zeichen.

1 **Aufrecht mit überkreuzten Beinen (*Seiten 35-37*) und sanft geschlossenen Lippen hinsetzen. Rechte Hand in Vishnu Mudra (*Seite 54*) vor das Gesicht halten.**

2 **Das linke Nasenloch mit dem kleinen Finger und dem Ringfinger der rechten Hand zuhalten. Geräuschlos und tief duch das rechte Nasenloch einatmen.**

3 **Nun beide Nasenlöcher verschließen, indem der rechte Daumen das rechte Nasenloch zudrückt. Den Atem so lange wie angenehm anhalten.**

4 **Den Druck vom linken Nasenloch lösen und langsam ohne Geräusch ausatmen. 10-mal pro Tag wiederholen und dabei immer durch das rechte Nasenloch einatmen und durch das linke ausatmen, dann entspannen. Allmählich die tägliche Praxis auf 20 Wiederholungen erhöhen.**

VORSICHT: BEI HOHEM BLUTDRUCK, FIEBER, HAUTAUSSCHLAG, ANOREXIE, AUFMERKSAMKEITSDEFIZIT, SCHLAFLOSIGKEIT, RUHELOSIGKEIT UND/ODER NERVÖSER UNRUHE MEIDEN.

POSITIVE ENERGIE ANFACHEN

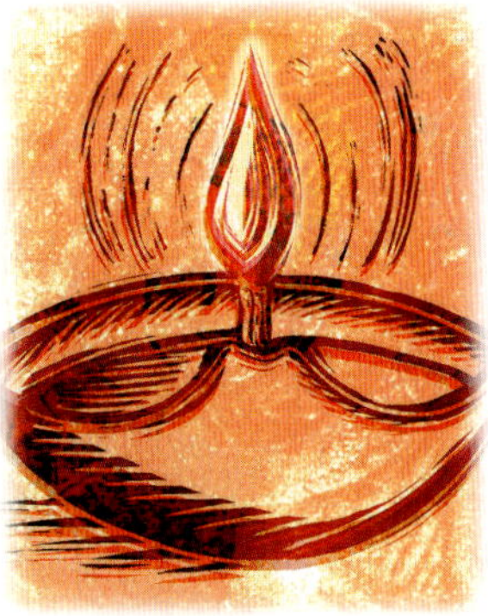

Die Samana-Energie konzentriert sich um den Solarplexusbereich. Das ist der Sitz des Verdauungsfeuers, das in der yogischen Tradition *Agni* genannt wird. In der Ayurveda, der traditionellen indischen Heilkunst, gilt Agni als die Basis einer guten Gesundheit. Wenn dieses innere Feuer stark ist, verdauen Sie das Essen gut, nehmen reichlich Lebensenergie aus der Luft auf und fühlen sich mit Ihrer Umwelt verbunden und wohl. Umgekehrt soll ein schwaches Verdauungsfeuer zu vielen chronischen Gesundheitsbeschwerden – körperlichen Krankheiten sowie psychischen Störungen – beitragen und diese verschlimmern.

Die Feuerreinigung (*gegenüber, unten*) ist eine wichtige yogische Atemtechnik, da sie eingesetzt wird, um sowohl das Verdauungsfeuer als auch Samana Vayu, den nährenden Atem, zu erwecken. Bei regelmäßiger Praxis steigert sie die Vitalität und Robustheit der gesamten Bauchregion. Dies wirkt sich wiederum positiv auf das gesamte Energiesystem, die Klarheit des Denkens und die Fähigkeit, die Aufmerksamkeit konzentriert zu lenken, aus. Sie strafft auch die Bauchmuskeln und lindert Verstopfung.

Die Feuerreinigung ist eine sehr intensive Übung, daher sollten Sie sich gut darauf vorbereiten und zuerst die Bauchmuskelübung gegenüber meistern (*gegenüber, oben*), die an sich schon eine wirkungsvolle Übung ist. Der Sanskritname *Uddiyana* weist darauf hin, dass diese Übung nicht nur Samana Vayu stärkt, sondern auch mit dem expressiven Atem (Udana Vayu; *Kapitel 6*) arbeitet, um die Willenskraft und Lebensfreude zu steigern. Bei diesem Baucheinzieher kommen Sie wahrscheinlich wieder in Kontakt mit Bauchmuskeln, die Sie seit Jahren nicht mehr bewusst benutzt haben. Den meisten fällt die Übung im Stehen am leichtesten, doch Sie können Sie auch im Meditationssitz mit überkreuzten Beinen machen (*Seiten 35–37*).

BAUCHEINZIEHER

UDDIYANA

Machen Sie diese Übung mit leerem Magen, am besten gleich nach dem Aufstehen. Wenn Sie diese meistern, gehen Sie zur Feuerreinigung über.

1 Füße parallel, hüftbreit hinstellen und Knie leicht beugen. Nach vorn lehnen und Hände auf die Schenkel legen, so dass die Finger nach innen zeigen.

2 Tief durch die Nase einatmen, dann kräftig durch den Mund ausatmen und dabei versuchen, die ganze Luft aus der Lunge zu stoßen. Gleichzeitig die Ellbogen strecken, das Steißbein leicht nach vorn und das Kinn zur Brust drücken: Stellen Sie sich vor, eine Leine würde Ihr Zwerchfell nach oben zur Kehle ziehen.

3 Die Position so lange halten, wie Sie bequem ausatmen können. Dann den Bauch lösen und tief einatmen. Kurz rasten, danach 3–5 Wiederholungen.

FEUERREINIGUNG

AGNI SARA

Beginnen Sie mit dem Baucheinzieher (oben), und achten Sie bei dieser Übung auch darauf, sie mit leerem Magen auszuführen.

1 Wenn Sie die Halteposition (am Ende von Schritt 2) erreichen, atmen Sie nicht ein, sondern lösen das Zwerchfell und ziehen es rasch wieder ein.

2 Das Entspannen und Kontrahieren des Zwerchfells 5- bis 10-mal oder solange Sie das Ausatmen halten können wiederholen. Falls nötig, einatmen und kurz rasten, bevor Sie weitermachen. Von 1- bis 2-mal täglich allmählich steigern.

VORSICHT: BEI HOHEM BLUTDRUCK, HERZ-KREISLAUF-ERKRANKUNGEN, SCHWANGERSCHAFT UND MENSTRUATION MEIDEN.

MOTIVATION ENTZÜNDEN

»Zieh den Atem ein und atme gezielt aus. Tu dies, immer und immer wieder, so wie der Schmied seinen Blasebalg bedient.«

Hatha Yoga Pradipika, 2,62

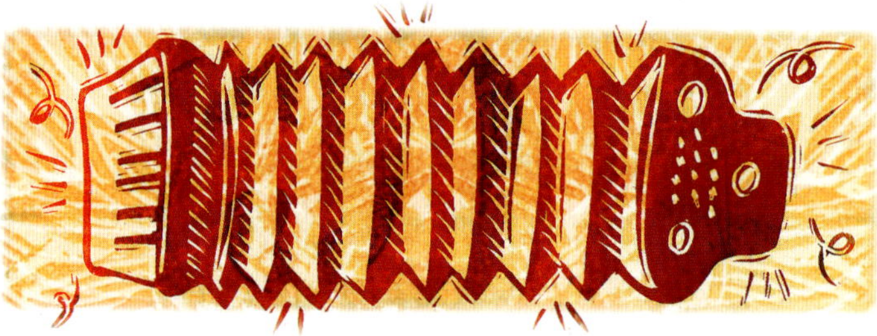

Mit der Blasebalgatmung (*gegenüber*), einer der kraftvollsten yogischen Atemübungen, können Sie Samana Vayu stärken, Ihr Verdauungsfeuer anfachen und den Funken der Inspiration entzünden. Außerdem reinigt sie die Nebenhöhlen und die Lunge, massiert die Verdauungsorgane und trainiert das Herz-Kreislauf-System. Sie sollten die Brust- und Bauchmuskeln spüren, wenn Sie Luft tief in die Lunge saugen und diese dann mit gleicher Kraft ausstoßen. (Vergleichen Sie dies mit der relativ sanften Reinigung der Feueratmung auf Seite 32, wo die Einatmung mühelos vor sich geht.) Diese kraftvollen, schnellen und extrem aktiven Atembewegungen steigern unsere Motivation. Die intensiven Ein- und Auswärtsbewegungen der Lunge und des Brustkorbs, die denen eines Blasebalgs ähneln, geben der Übung ihren Namen. Die Blasebalgatmung erzeugt sehr viel Hitze im Körper. Sie sollten daher darauf achten, den Körper im Sommer oder bei sonnigem Wetter nicht zu überhitzen. Am besten führen Sie diese Übung zeitig am Morgen aus. Als Anfänger beginnen Sie zuerst mit der Feueratmung (*Seite 32*), dann machen Sie die Feuerreinigung (*Seite 73*), bevor Sie zur Blasebalgatmung übergehen. Wie alle fortgeschrittenen Atemübungen sollte sie jedoch bei einem qualifizierten Yogalehrer gelernt werden.

BLASEBALGATMUNG
BHASTRIKA

Setzen Sie sich mit überkreuzten Beinen oder im Fersensitz hin (*Seiten 35–37*), nehmen Sie 3–4 tiefe Atemzüge. Weiten Sie den Brustkorb beim Einatmen voll, sitzen Sie aufrecht (ein runder Rücken hemmt die interkostalen Muskeln im Brustkorb). Kehren Sie den Vorgang nicht um: Das Einziehen des Bauchs beim Einatmen kann das Nervensystem belasten.

1 Aufrecht mit entspannten Schultern und locker geschlossenem Mund tief durch die Nase einatmen, dann rasch durch die Nase ausatmen und dabei die gesamte Luft kraftvoll aus der Lunge stoßen.

2 Nochmals stark einatmen und die Rippen dabei weiten, um das Maximum an Luft in die Lunge zu lassen. Lassen Sie die Schultern dabei ruhig, die Brust aufrecht und das Gesicht entspannt.

3 Wiederholen Sie nun das kräftige Ausatmen und das starke Einatmen in schneller Aufeinanderfolge. Beim Ausatmen kontrahieren Sie Lunge, Brustkorb und Bauch maximal, wogegen Sie sie beim Einatmen möglichst weit machen.

4 Atmen Sie in gleicher Stärke ein und aus, und hören Sie auf den Atem, während er in die und aus der Lunge dringt – Ein- und Ausatmen sollten gleich laut sein. Falls Sie schwindelig werden oder »Seitenstechen« bekommen, hören Sie auf und atmen zur Entspannung des Atmungssystems ein paarmal tief durch.

5 Wiederholen Sie anfangs wenige kraftvolle Atemzüge; probieren Sie einen vollen Atemzug (Ein- und Ausatmen) pro Sekunde. 5–7 Wiederholungen, dann eine Minute lang normal atmen. 2 Durchgänge pro Sitzung, dann entspannen. Allmählich die Rate auf 2 Atemzüge pro Sekunde, mit 15–20 Atemzügen pro Durchgang steigern. Beschränken Sie sich auf 3 Durchgänge pro Sitzung.

VORSICHT: NICHT IN DER MENSTRUATION ODER SCHWANGERSCHAFT ODER BEI VERSTOPFTER NASE ÜBEN. BEI HERZKRANKHEITEN ODER HOHEM BLUTDRUCK MEIDEN. BEI ASTHMA STATTDESSEN DIE REINIGUNGSATMUNG ÜBEN (*SEITE 32*).

WUT KÜHLEN

»Dieses Pranayama namens Sitali hilft gegen Krankheiten in Bauch und Milz, ebenso bei Fieber, Gallenleiden, Hunger, Durst und bei negativen Auswirkungen von Gift, wie bei Schlangenbissen.«

Hatha Yoga Pradipika, 2,57–58

Falls Sie sich immer hervortun müssen und sehr ehrgeizig sind oder häufig gereizt oder wütend werden, dann könnte Ihre Samana-Energie zu stark sein, wodurch Sie leicht »in Hitze« kommen. In diesem Fall sind kühlende Atemtechniken, wie jene gegenüber, sinnvoll; sie helfen Ihnen, emotional und körperlich etwas »abzukühlen«.

Der Sanskritname für *Sitali*, die kühlende Atmung, lässt sich als »ruhig«, »leidenschaftslos« oder »emotionslos« übersetzen, was seinen Effekt auf hitzige Geistes- und Gefühlszustände beschreibt. Yogalehrer empfehlen diese Übung bei chronischen physischen Beschwerden, die auf übermäßige Hitze im Körper zurückzuführen sind, wie Fieber, Hautausschläge, Magengeschwüre, Übersäuerung und sogar Bienenstiche.

Falls Ihnen das Einrollen der Zunge der kühlenden Atmung (*gegenüber, unten*) nicht gelingt – manchen ist dies anatomisch unmöglich –, probieren Sie die zischende Atmung (*gegenüber, unten*), die ebenso kühlende Wirkung hat. Neben der beruhigenden Wirkung auf Geist und Emotionen soll die Übung die Schönheit und Kraft des Körpers fördern.

TIEF LUFT HOLEN

Stressreiche Reaktionen wie Wut lassen sich im Leben nicht vermeiden, erlauben Sie ihnen aber nicht, Ihre Energie zu rauben. Das nächste Mal, wenn Sie »zu kochen« beginnen – der Blutdruck steigt, das Herz schlägt schneller oder der Schweiß perlt von der Stirn –, halten Sie kurz inne und machen die kühlenden Atemübungen gegenüber. Diese beruhigen und versorgen Sie mit mehr Sauerstoff, so dass Sie in Ruhe überlegen können, wie sie die Situation lösen.

KÜHLENDE ATMUNG

SITALI

Diese Übung ist gut, um Wut zu bezwingen und den Körper im Sommer, der besten Jahreszeit dafür (am besten mittags), zu kühlen.

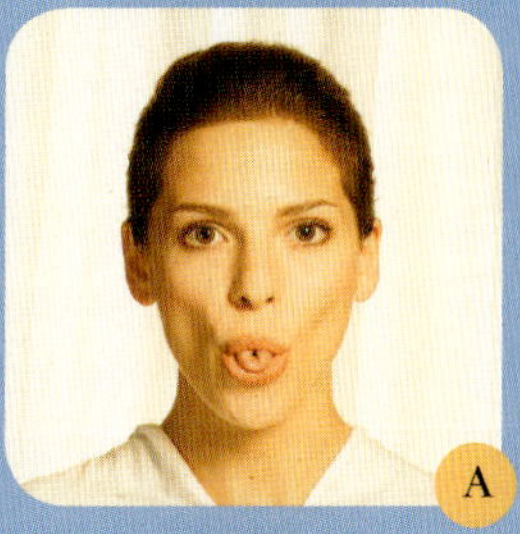

1 In Meditationshaltung mit aufrechtem Rücken hinsetzen (*Seiten 35–37*). Die Zunge etwas herausstrecken. Die Seiten der Zunge nun einrollen, so dass sie eine Röhre bilden (*Abbildung A*). Falls das nicht funktioniert, probieren Sie die Zischende Atmung.

2 Ziehen Sie durch die Zungenröhre Luft in den Mund, als würden Sie durch einen Strohhalm trinken.

3 Den Atem so lange wie angenehm anhalten, dann durch beide Nasenlöcher ausatmen. 3–5 Wiederholungen, dann entspannen.

ZISCHENDE ATMUNG

SITKARI

Diese Übung hilft gegen extreme Hitze, da sie Ihr System kühlt. Sie fördert auch die Entwicklung eines zielgerichteten Fokus. Machen Sie sie nicht bei kaltem Wetter.

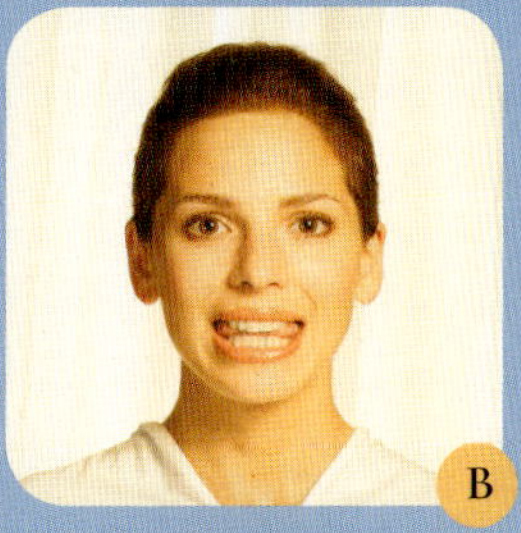

1 Setzen Sie sich wie oben aufrecht hin (*wie Schritt 1*). Mund leicht öffnen, die Zunge nach hinten rollen, so dass die Spitze die Zahnleiste hinter den Schneidezähnen berührt (*Abbildung B*).

2 Versuchen Sie, die Zähne nun wieder zu schließen und die Luft durch den Mund einzuatmen, was ein zischendes Geräusch ergibt.

3 Sofort durch beide Nasenlöcher ausatmen. 2–5 Wiederholungen, dann entspannen.

SAMANA-ÜBUNGSSEQUENZ: DIE FÜNF TIBETER

Diese Übungsfolge genießt den Ruf, Körper und Geist zu nähren, zu verjüngen und damit auch die Samana-Energie zu stärken. Sie wird am besten gleich am Morgen ausgeführt. Lenken Sie die Gedanken beim Üben auf den Solarplexusbereich, den Sitz des nährenden Samana-Atems, wo Agni, das Verdauungsfeuer, seinen Funken hat. Die Übungsabfolge ist ziemlich fordernd, machen Sie jedoch auch anfangs jede der Übungen zumindest einmal, um dann allmählich auf die optimale Zahl von 21 Wiederholungen zu kommen.

TIBETISCHE ÜBUNGSSEQUENZ

Die Sequenz umfasst fünf Übungen, die mehrmals wiederholt werden, und einen »Interimsatemzug«, um sich dazwischen kurz zu sammeln. Beginnen Sie mit 3–4 Wiederholungen jeder Übung und steigern Sie diese auf 21 (diese Zahl sollte nicht überschritten werden). Mit der Zeit sollten Sie sie in 5–6 Minuten bewältigen. Stellen Sie sich vor der Sequenz kurz mit geschlossenen Augen hin, und atmen Sie ein paarmal tief durch. Dabei stellen Sie sich vor, den Atem in den Solarplexus zu lenken. Wenn Sie bereit sind, öffnen Sie die Augen und beginnen mit der Sequenz, kehren aber in den ruhigen Stand zurück, wenn Sie Schwindel oder Erschöpfung spüren.

VORSICHT: BEI SCHWANGERSCHAFT, HOHEM BLUTDRUCK ODER SCHWINDELGEFÜHLEN MEIDEN. FALLS SIE BEDENKEN HABEN, OB DIE ÜBUNGEN FÜR SIE GEEIGNET SIND, KONSULTIEREN SIE EINEN ARZT.

DER ERSTE TIBETER

1 Füße parallel und hüftbreit hinstellen. Nun strecken Sie die Arme parallel zum Boden auf Schulterhöhe seitlich weg. Die Handflächen weisen nach unten, die Finger sind gestreckt und berühren einander.

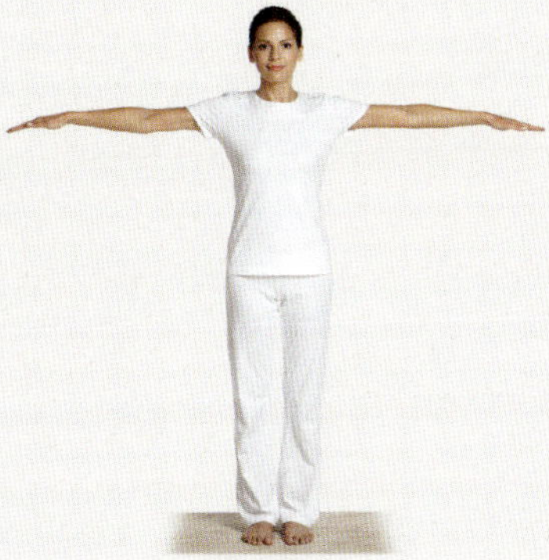

2 Blicken Sie nach rechts, und drehen Sie sich langsam im Uhrzeigersinn. Drehen Sie sich anfangs nur 3- bis 4-mal um sich selbst, steigern Sie sich mit erhöhtem Vertrauen auf 21 Drehungen. Mit der Übung werden Sie keinen Schwindel mehr spüren, dafür aber Ihren Körper als Energiewirbel, dessen Zentrum Ihr Solarplexus ist.

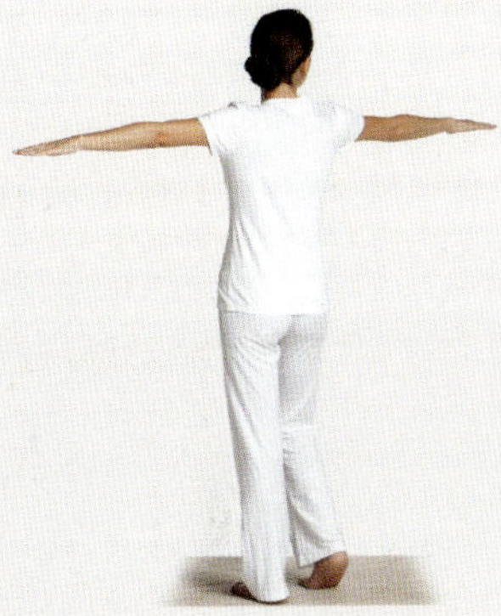

3 Nach der Drehung stellen Sie sich wieder hüftbreit hin, legen die Hände auf die Hüften und nehmen nun einen »Interimsatemzug«: Atmen Sie voll durch die Nase ein, dann spitzen Sie die Lippen und blasen die Luft durch den Mund aus. 2–3 Wiederholungen, dann mit dem zweiten Tibeter fortsetzen.

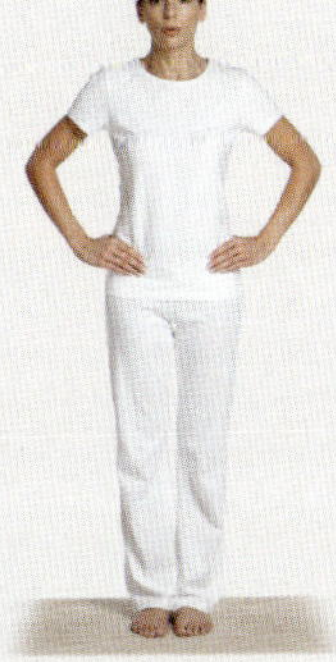

DER ZWEITE TIBETER

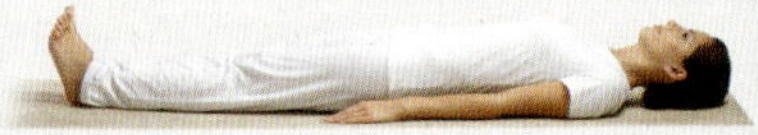

1 Legen Sie sich mit gestreckten Beinen auf den Rücken. Die Arme ruhen seitlich am Boden, die Handflächen zeigen nach unten. Füße anwinkeln, Zehen zum Kopf ziehen und das Kreuz fest in den Boden drücken.

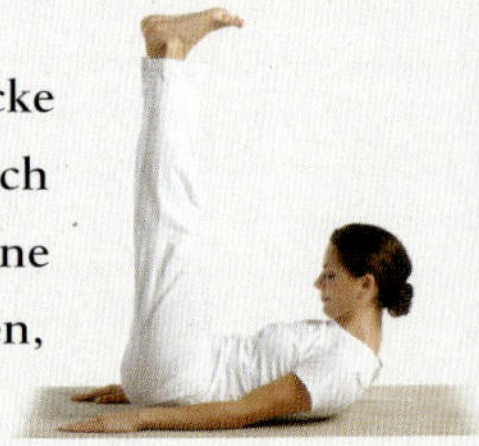

2 Einatmen und beide Beine gestreckt heben, bis die Fußsohlen zur Decke weisen und die Beine einen rechten Winkel zum Körper bilden. Zugleich den Kopf heben und das Kinn zur Brust drücken. Das Heben der Beine und des Kopfes sollte zu einer geschmeidigen Bewegung verschmelzen, und Gesäß, Kreuz und Schultern sollten stets am Boden bleiben.

3 Durch die Nase ausatmen, Beine und Kopf senken und die Solarplexus-Energie einsetzen, damit der Rücken flach bleibt. Anfangs probieren Sie 3–4 Wiederholungen und bauen allmählich auf 21 auf. Aufstehen, 2–3 Interimsatemzüge machen und dann zum dritten Tibeter übergehen.

DER DRITTE TIBETER

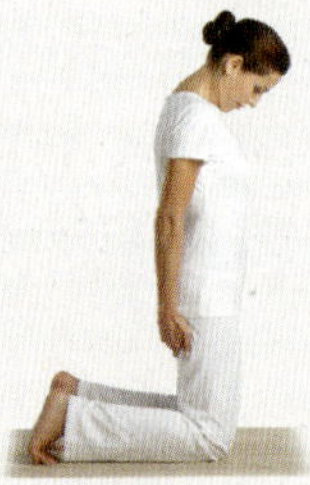

1 Hinknien, die Füße in Schulterbreite aufgestellt auf den Boden setzen und auf den Fußballen abstützen. Die Hände auf die Rückseite der Schenkel knapp unter das Gesäß legen. Das Kinn zur Brust neigen.

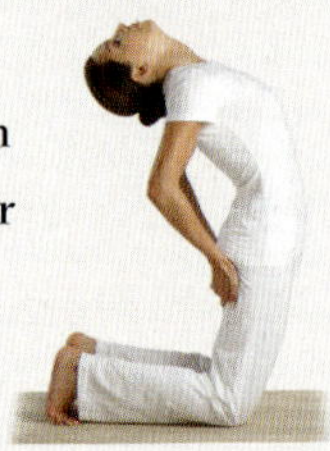

2 Durch die Nase einatmen, dann aus der Taille sanft nach hinten neigen. Dabei geht der Beckenbereich nach vorn, der Kopf sinkt behutsam nach hinten. Strecken Sie das Brustbein zum Himmel. Stützen Sie Ihr Gewicht bei der Dehnung des Solarplexus mit den Händen ab.

3 Ausatmen, dabei in die aufrechte Ausgangshaltung zurückkehren und Kinn zur Brust neigen. Anfangs 3- bis 4-mal (später bis zu 21-mal) zwischen den Positionen wechseln: einatmen – nach hinten beugen, ausatmen – aufrichten. Aufstehen, 2–3 Atemzüge und dann hinsetzen.

DER VIERTE TIBETER

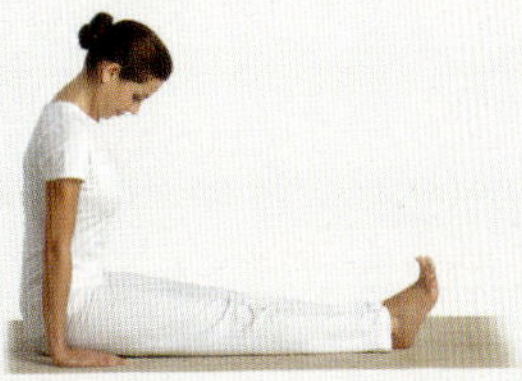

1 Setzen Sie sich mit gestreckten Beinen und aufrechtem Körper auf den Boden. Handflächen mit nach vorn zeigenden Fingern neben die Hüften legen. Das Kinn zur Brust neigen.

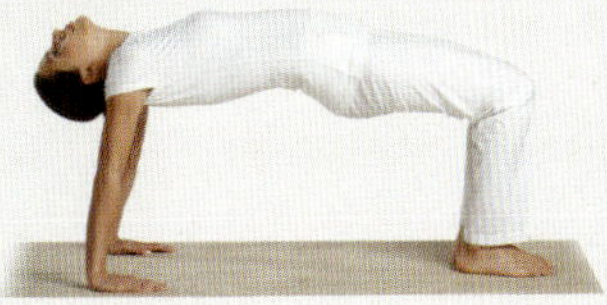

2 Durch die Nase einatmen, Hüften heben, Knie beugen und Fußsohlen flach auf den Boden stellen. Den Kopf sanft nach hinten sinken lassen, so dass der Körper vom Kopf bis zu den Knien parallel zum Boden eine »Tischplatte« bildet, die auf den Waden und Armen aufliegt. Die Füße fest im Bodern verankern.

3 Ausatmen, Beine und Gesäß senken und in die Ausgangsposition mit gesenktem Kinn zurückkehren. Dabei nicht die Arme beugen, sondern die Schultern als Drehpunkt einsetzen. 3–4 (bis zu 21) Wiederholungen. Dann aufstehen und 2–3 Atemzüge nehmen, danach mit dem fünften Tibeter beginnen.

❀

DER FÜNFTE TIBETER

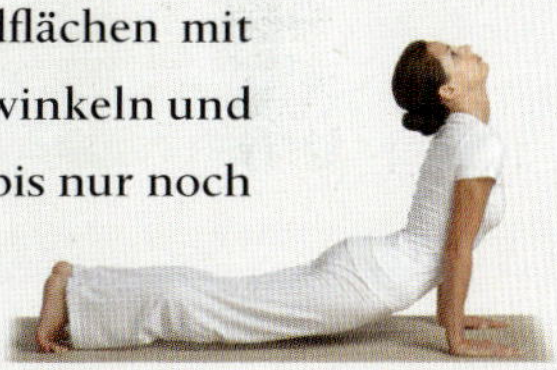

1 Mit hüftbreit gegrätschten Beinen auf den Bauch legen. Handflächen mit nach vorn zeigenden Fingern unter die Schultern legen, Füße anwinkeln und Fußballen auf den Boden setzen. Nun die Arme durchstrecken, bis nur noch die Zehen und Hände den Boden berühren. Den Kopf heben und hochblicken. Das ist der »Aufwärts blickende Hund«.

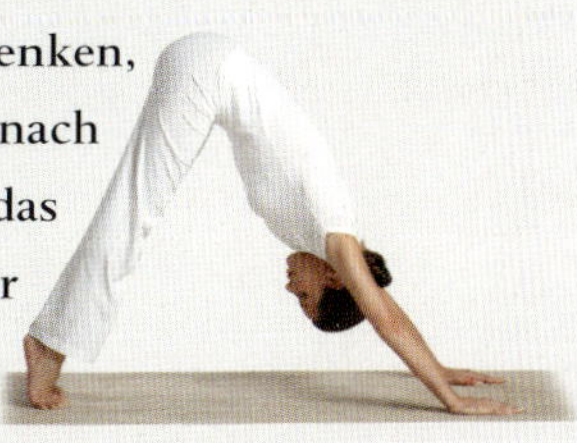

2 Durch die Nase ausatmen, Hüften zum Himmel heben, Kopf senken, nach hinten drücken und Arme gestreckt lassen. Die Brust zieht nach hinten, und die Hände und Füße pressen fest in den Boden, um das Gewicht gut zu verteilen. Der Nacken bleibt entspannt. Das ist der »Abwärts blickende Hund« (*Seite 60*).

3 Einatmen, Hüften senken, in den »Abwärts blickenden Hund« gehen. 3- bis 4-mal fließend die Positionen wechseln (auf 21 steigern). Auf den Rücken drehen, entspannen und den Atem im Solarplexus spüren.

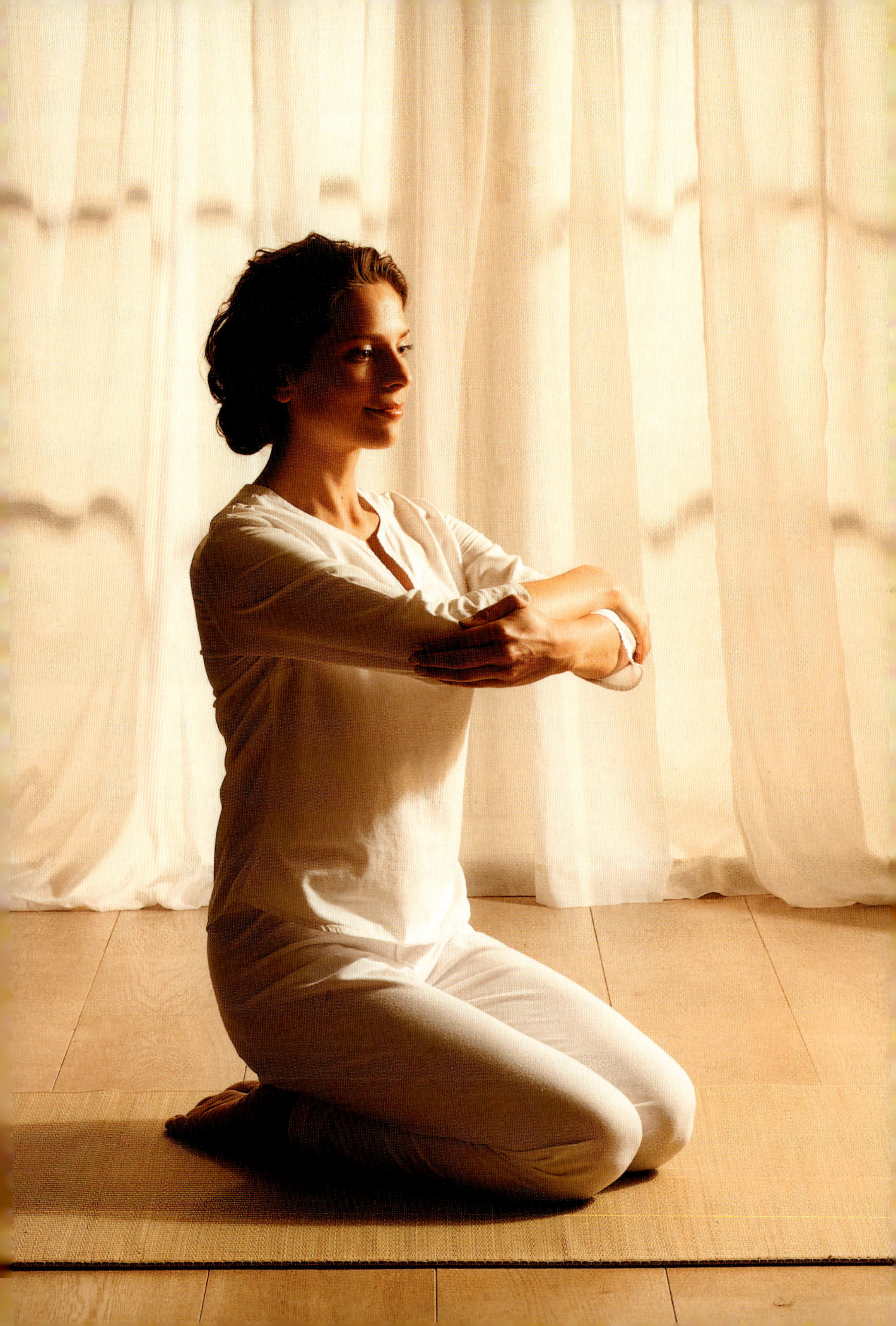

KAPITEL 4

DER EXPANSIVE ATEM

VYANA VAYU

Nachdem durch das Einatmen Luft in den Körper gelangt und der Sauerstoff in den Blutstrom aufgenommen worden ist, beginnt Vyana Vayu, die dritte der fünf Formen von Prana, die durch den Körper strömen, zu wirken. Die Vyana-Energie reguliert das Kreislaufsystem und sorgt dafür, dass der Sauerstoff in jede Körperzelle gelangt. Ohne konstante Sauerstoffversorgung funktioniert der Stoffwechsel nicht, und die Energie aus der Nahrung kann nicht nutzbar gemacht werden.

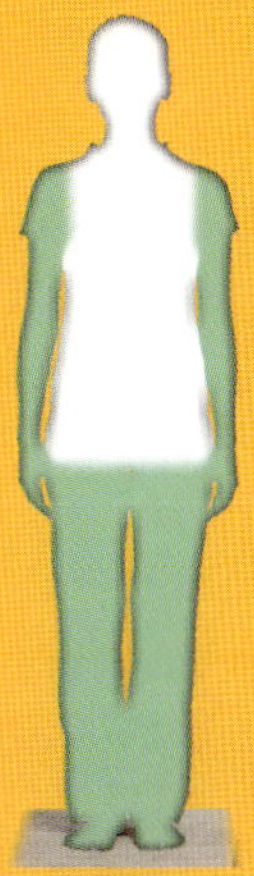

Die am stärksten von Vyana Vayu durchdrungenen Körperregionen

Alte Yogaschriften lehren uns, dass Vyana Vayu im Herzen beginnt und von dort in die Welt ausstrahlt. Das Wort *Vyana* lässt sich mit »ausdehnend«, »erweiternd« oder »expansiv« übersetzen. In diesem Kapitel lernen Sie, wie diese Energie Sie emotional und körperlich erwecken kann. Indem Vyana Vayu in uns den Wunsch nach persönlicher Freiheit erweckt und das Herz öffnet, werden wir wohltätiger, großzügiger und teilen gerne, was uns zu einem harmonischeren Leben in der Familie und Gemeinschaft verhilft.

AUS DEM HERZEN ATMEN

Wenn Sie sich wieder Ihren Körper als Fabrik vorstellen, wäre Vyana für die Transportabteilung und das Postsystem zuständig. Nachdem Prana Energie und Sauerstoff aufgenommen und Samana diesen verdaut und weiterverarbeitet hat, ist Vyana nun für dieVerteilung der Materialkomponenten zu den zuständigen »Arbeitsplätzen« verantwortlich. Vyana hat im Körper den stärksten Einfluss auf die Extremitäten, also Arme und Beine. Vyana ist auch Ihr Sanitärsystem; es gewährleistet, dass die Abfallstoffe, die an jedem Arbeitsplatz anfallen, sicher entsorgt werden.

Die erste Aufgabe des Vyana-Atems ist, sicherzustellen, dass die drei für den Stoffwechsel nötigen Bestandteile – Sauerstoff, Nährstoffe und Hormone – zu den Zellen transportiert werden. Beim Gasaustausch in der Lunge (*Seiten 20–21*) gelangt der Sauerstoff der eingeatmeten Luft in den Blutstrom. Vyana sorgt dafür, dass das Hämoglobin, das Protein in den roten Blutkörperchen, den Sauerstoff aufnimmt und bindet. Dann strömt das sauerstoffreiche Blut zum Herzen, um durch den ganzen Körper gepumpt zu werden. Während das Blut durch die Arterien strömt, versorgen die roten Blutkörperchen das Gewebe mit Sauerstoff, und die Nährstoffe aus dem Essen werden vom Verdauungssystem in den Blutstrom abgegeben. Vyana sorgt auch dafür, dass die Hormone für den Stoffwechsel, die von den endokrinen Drüsen produziert werden, direkt ins Blut gelangen und zu den Zellen befördert werden. Gleichzeitig unter-

NOCH EIN GRUND, DAS RAUCHEN ZU LASSEN

Das Hämoglobin in den roten Blutkörperchen hat eine 240-mal größere Affinität zu Kohlenmonoxid, das Sie beim Rauchen einatmen, als zu Sauerstoff. Wenn Sie Raucher sind oder mit einem leben, können sich 5–15 % Ihres Hämoglobins an Kohlenmonoxid binden, selbst wenn Sie gerade nicht rauchen. Somit kann es weniger Sauerstoff zu den Zellen transportieren.

MIT DER VYANA-ENERGIE ARBEITEN

Stellen Sie sich bei Atemübungen in diesem Kapitel folgende Fragen, die Ihnen helfen können, zu erkennen, wie Sie Ihren Vyana-Fluss optimieren und damit auch die Zellverwertung der Nährstoffe und die Abgabe der Stoffwechselendprodukte verbessern können.

- *Habe ich manchmal Muskelkrämpfe? Könnte ich körperlich mehr tun, um meinen Kreislauf anzuregen?*
- *Wie schaut es mit meiner Koordination aus? Sollte ich Yoga ausprobieren, damit ich mir meiner Bewegung bewusster werde?*
- *Bin ich offen für neue Ideen? Falls nicht, was hemmt mich?*
- *Wie leicht fällt es mir, jemandem zu verzeihen? Wie kann ich mein Herz für andere öffnen?*
- *Habe ich in der Vergangenheit Trauer erlebt? Habe ich dieser genug Ausdruck verliehen?*
- *Neige ich dazu, übermäßig impulsiv zu sein? Wie könnte ich rücksichtsvoller sein?*
- *Halte ich an gewissen Verhaltensmustern fest? Wie könnte ich großmütiger handeln?*

stützt Vyana das Blut beim Abtransport von toxischen Stoffwechselendprodukten aus den Zellen. So verlässt etwa Kohlendioxid den Blutstrom und dringt beim Gasaustausch in die Lunge, um von dort beim Ausatmen ausgeschieden zu werden. Wenn Vyana frei fließt, werden alle Körperteile gut versorgt und gereinigt. Ist der Vyana-Fluss jedoch in einem Bereich gehemmt, bekommt dieser Körperteil zu wenig Sauerstoff, Hormone und Nährstoffe. Ohne genügend Sauerstoff kann der Körper nicht einmal vitaminreiche Nahrung verwerten. Auch der Abtransport von Abfallstoffen ist langsam, was die Funktion des Körperteils hemmt und zu Gesundheitsstörungen, von Muskelkrämpfen bis hin zu emotionalen Symptomen, führen kann. Um Vyana gesund zu halten, üben Sie regelmäßig die hier genannten Atemtechniken und Körperübungen. Bewegung regt die Kapillaren, jene feinen Blutgefäße, die mit den Zellen interagieren, zu einem gesunden Austausch von Nähr- und Abfallstoffen an.

VYANA-VISUALISIERUNG:
VYANA NACH AUSSEN TRAGEN

Vyana hat seinen Sitz im Herzen, wo Anahata Chakra unsere Kontaktfähigkeit und Lebensfreude steuert (*Seite 25*). Beim Atmen strahlt dieses Gefühl der nach außen gerichteten Anteilnahme in Form der fünf subtilen Energiekanäle aus diesem Energiezentrum in alle Teile unseres Wesens aus, reguliert den Blutkreislauf, wo jede Zelle mit Nahrung versorgt und entgiftet wird, und verteilt unsere Emotionen und Gedanken. Als das »all durchdringende Prana« verbindet Vyana alles, was in Ihnen vorgeht, mit der Welt. So ist etwa die Freude, die Sie spüren, wenn Sie durch einen Wald gehen, ebenso ein Ausdruck von Vyana wie jede gemeinsame Erfahrung mit anderen Menschen.

Die Atem-Visualisierung regt Ihren Vyana-Fluss an, damit Sie sich auf sinnvolle Weise ausdrücken und ein spirituell erfüllteres Leben führen können. Sie stärkt auch Ihre Vyana-Energie, falls diese schwach oder blockiert ist. Zeichen dafür könnten ein Gefühl der Entfremdung, Einsamkeit und Gefangenheit in gewissen Verhaltensmustern sein, aber auch Energiemangel und Koordinationsprobleme. Ziel der Vyana-Atmung ist es, die Herz- und Lungenregion zu öffnen und die Energie nicht nur in den restlichen Körper, sondern auch auf die Welt um sich und die vor Ihnen liegende Zukunft zu projizieren. Auf diese Weise fördert die Vyana-Energie Wachstum auf allen Ebenen – physisch, energetisch und spirituell. Ebenso dient sie als energetisches Sicherungssystem, das Unausgewogenheiten zwischen den anderen vier Formen von Prana ausgleichen kann.

KRÄMPFE LINDERN

Falls Sie oft unter Fuß- oder Beinkrämpfen leiden, mag dies an einem gehemmten Vyana-Fluss liegen. Die Vyana-Atmung gegenüber und der Sonnengruß auf den Seiten 58–61 helfen Ihnen, Blockaden der Vyana-Energie aufzulösen.

VYANA-ATEMÜBUNG

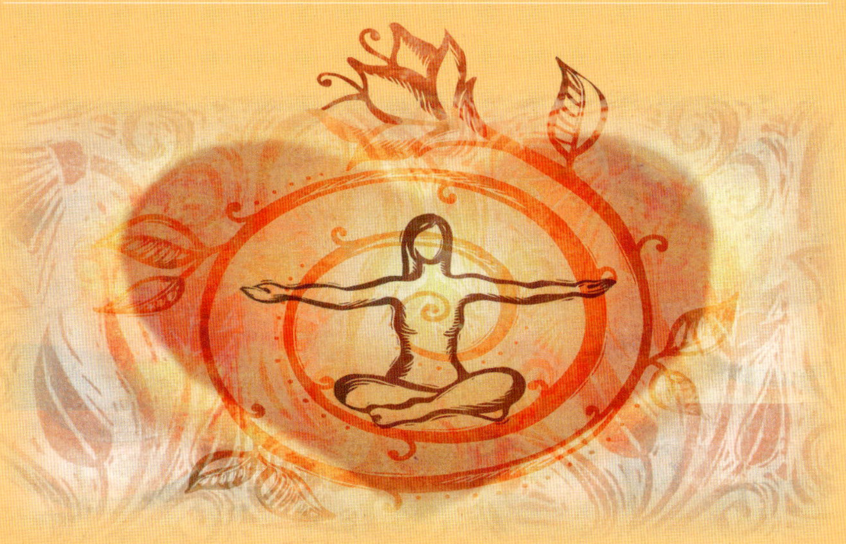

Mit dieser Übung stellen Sie sich auf die nach außen gerichtete, frohe Natur der Vyana-Energie ein. Setzen Sie sich bequem hin (*Seiten 35–37*).

1 Aufrecht mit sanft geschlossenen Lippen hinsetzen. Legen Sie die Hände übereinander auf das Brustbein, und schließen Sie die Augen.

2 Tief durch die Nase einatmen, die Arme seitlich so weit wie möglich auf Schulterhöhe ausstrecken. Stellen Sie sich vor, wie Sie die ganze Welt umarmen und wie positive Energie Ihr Herz und Ihre Lunge sättigt und durchdringt.

3 Nach dem Einatmen halten Sie den Atem an und lassen die Arme weit geöffnet, solange es angenehm ist. Stellen Sie sich Ihre Vyana-Energie als orangefarbene Spirale vor, die aus Ihrem Herz dringt und jeden Teil Ihres Wesens umspannt und sich dann weiter zum Horizont und in die Unendlichkeit spinnt.

4 Nun durch die Nase ausatmen, die Ellbogen beugen und die Hände wieder auf das Brustbein legen. Wiederholen Sie dies 5- bis 10-mal, entspannen Sie dann die Arme und öffnen Sie wieder die Augen.

VYANA-FABEL:
DIE RICHTIGE ZEIT ABWARTEN

»Es war einmal ein Mann, der schon seit vielen Jahren Atemübungen betrieb, ohne aber seine Lebensweise zu ändern – und auch ohne jemals die wundervollen Wirkungen, die, wie er wusste, Atemübungen hervorrufen konnten, zu erfahren. Enttäuscht suchte er einen Lehrer auf, der seinem neuen Schüler einige andere, einfache Atemübungen aufgab. Sie waren Vorübungen, die viel leichter waren als jene, die der Mann bisher geübt hatte. Der Lehrer verlangte auch von ihm, gesund zu essen und nach ethischen Grundsätzen zu leben. Der Schüler übte fleißig, doch drängte er seinen Lehrer immer wieder, ihn in fortgeschritteneren Techniken zu unterweisen. Doch zwei Jahre lang erklärte der Lehrer dem Schüler, er müsse sich gedulden.

Mit der Zeit gewöhnte sich der Schüler an die Übungen und vergaß, seinen Lehrer zu bedrängen. Er übte regelmäßig und lebte nach den empfohlenen Prinzipien. Nach einigen Jahren rief der Lehrer seinen Schüler zu sich und bat ihn, vollständig auszuatmen und dann tief einzuatmen. Am Ende des Einatmens, als der Mann begann, seinen Atem anzuhalten, spürte er, wie seine Welt sich über alle Grenzen hinweg ausdehnte.«

Interpretation

Der Lehrer instruiert den Schüler, seine Lebensweise zu ändern, da er weiß, dass es gleichermaßen wichtig ist, Geist und Körper zu reinigen, um die volle Wirkung der Atemübungen zu erfahren, und dass solch eine Lebensveränderung Zeit bedarf. Der Lehrer kennt auch den tiefgreifenden Nutzen dieses Wandels, wenn man ihn abwarten kann, denn Vyana fördert das emotionale und spirituelle Wachstum. Die Yogaphilosophie lehrt, dass der Atem einem Funken gleicht, in dessen Macht es liegt, ein Grasfeld anzuzünden. Das ganze Feld kann in nur wenigen Minuten brennen, wenn das Gras ausgewachsen und sonnengetrocknet, also gut vorbereitet ist. Ist es noch feucht, wird es schwelen, und die Flamme kann sich nicht ausbreiten. Die regelmäßige Praxis (noch so einfacher) Atemübungen kann die in uns schlummernde Vyana-Energie wecken, wenn das ganze Selbst mit einem gesunden Lebenswandel darauf vorbereitet ist.

DEN ENERGIEKREISLAUF LENKEN

Falls ein Körperteil unter Energiemangel, chronischen Schmerzen oder Unterkühlung leidet oder Sie Spannungskopfweh haben, können Sie mit Hilfe des Vyana-Atems und Ihrer Vorstellungskraft den Energiefluss in dem jeweiligen Bereich anregen und in Ihnen schlummernde Energien mit seinem energetischen Funken entfachen. Legen oder setzen Sie sich für diese Übung bequem hin (*Seiten* 35–37).

1 Locker den Mund schließen und durch die Nase atmen. Augen schließen und die Aufmerksamkeit auf den Atem lenken. Regelmäßig und vollständig ein- und ausatmen. Bei jedem Einatmen stellen Sie sich vor, wie sich der Atem zu dem betroffenen Körperbereich hin ausdehnt und seinen gesunden Kreislauf wieder herstellt. Nicht den Atem anhalten: Atmen Sie vollständig aus, um dem Atem die Kraft zu geben, die ungewollten Blockaden im Energiefluss zu durchbrechen.

2 Falls es Ihnen schwerfällt, den Atem zu lenken, konzentrieren Sie sich auf den Scheitel und stellen sich beim Einatmen vor, wie der Vyana-Atem von dort nach außen dringt. Beim Ausatmen lenken Sie die Aufmerksamkeit auf die Stirn. Atmen Sie wieder ein, und stellen Sie sich vor, dass auch hier an der Stirn der Atem nach außen dringt. Dann richten Sie beim Ausatmen den Fokus auf den Hinterkopf. Wiederholen Sie diese Sequenz, und lenken Sie bei jedem Ausatmen die Konzentration nacheinander auf die Schädelbasis, den Hals und die Kehle, die Herzregion, den Solarplexus, den Nabelbereich, die Nieren- oder Sakralregion und schließlich den Wirbelsäulenansatz.

3 Nun drehen Sie die Abfolge um, lenken Ihre Energie bei jedem Einatmen wieder nach oben durch die gleichen Körperstellen und spüren, wie die Vyana-Energie bei jedem Einatmen nach außen dringt. Dann enspannen.

4 Wiederholen Sie diese Übung öfter, bis Sie das Gefühl haben, Ihre Atemenergie willentlich lenken zu können.

DEN HORIZONT ERWEITERN

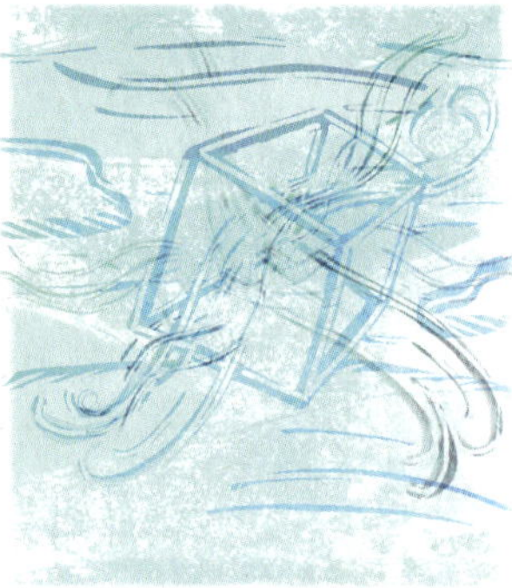

Die normale Atmung besteht aus Ein- und Ausatmen, lässt sich aber durch bewusstes Anhalten des Atems schulen. Dies steigert die Vyana-Energie und erweitert den geistigen Horizont. Bei der Wechselatmung (*Seite 55*) hält man den Atem bei voller Lunge an. Bei der Vier-Phasen-Atmung gegenüber wird die Luft sowohl mit voller als auch mit leerer Lunge angehalten. Diese »äußere« Atemverhaltung bei leerer Lunge hilft uns, nervliche Anspannung loszulassen, und leitet einen Zustand heiterer Gelassenheit ein. Tendenziell steigt der Blutdruck beim Einatmen etwas und sinkt beim Ausatmen wieder. Das macht eine Atempause bei leerer Lunge zum ruhigsten Teil des Atemzyklus. Führen Sie diese Technik täglich nach sanften Körperübungen aus. Sie können sich die vier Phasen als vier Seiten eines Quadrats vorstellen: Einatmen, Halten, Ausatmen, Halten. Nun beobachten Sie, wie sich dieses in eine dreidimensionale Schachtel verwandelt, da der Vyana-Atem sich immer nach außen hin ausdehnt.

DIE LÄNGE AUSDEHNEN

Schulen Sie die Lunge, indem Sie bei der Vier-Phasen-Atmung gegenüber allmählich die Zählschritte erhöhen. Als kompletter Anfänger beginnen Sie bei Stufe 1 und erhöhen allmählich die Zählschritte:

- *1. Stufe: Einatmen 2 – Halten voll 16 – Ausatmen 8 – Halten leer 2.*
- *2. Stufe: Einatmen 4 – Halten voll 16 – Ausatmen 8 – Halten leer 4.*
- *3. Stufe: Einatmen 4 – Halten voll 16 – Ausatmen 8 – Halten leer 6.*
- *4. Stufe: Einatmen 4 – Halten voll 16 – Ausatmen 8 – Halten leer 8.*

VIER-PHASEN-ATMUNG

Sie sollten dafür die einfache Nasenlochatmung, einfache Wechselatmung (*Seite 53*) und Wechselatmung (*Seite 55*) schon können. Setzen Sie sich bequem mit aufrechtem Rücken hin (*Seiten 35–37*).

1 Mund sanft schließen und auf den Herzschlag konzentrieren. Legen Sie die linke Hand mit der Handfläche nach oben auf den Schenkel. Die rechte Hand halten Sie in Vishnu Mudra (*Seite 54*) vor das Gesicht.

2 Rechtes Nasenloch mit dem Daumen schließen und durch das linke Nasenloch 4 Zählschritte einatmen. Spüren Sie, wie die kühle, trockene Luft die Lunge füllt.

3 Beide Nasenlöcher sanft zuhalten. Den Atem 16 Zählschritte anhalten und sich wieder auf den Herzschlag konzentrieren.

4 Daumen lösen, das linke Nasenloch mit Ringfinger und kleinem Finger weiterhin zuhalten und durch das rechte Nasenloch 8 Zählschritte ausatmen. Fühlen Sie, wie die warme, feuchte Luft Ihren Körper verlässt.

5 Am Ende des Ausatmens beide Nasenlöcher wieder mit Daumen, Ring- und kleinem Finger zuhalten und 2 Zählschritte anhalten. Stellen Sie sich vor, eine Schnur würde das Zwerchfell zum Hals ziehen (*Seite 73*).

6 Den Daumen lösen, das linke Nasenloch geschlossen lassen und durch das rechte Nasenloch 4 Zählschritte lang einatmen.

7 Beide Nasenlöcher mit Daumen sowie Ringfinger und kleinem Finger zuhalten und den Atem 16 Zählschritte anhalten.

8 Die Finger vom linken Nasenloch lösen, das rechte Nasenloch geschlossen halten und durch das linke Nasenloch 8 Zählschritte ausatmen.

9 Beide Nasenlöcher schließen, den Atem 2 Zählschritte anhalten und das Zwerchfell wie zuvor hochziehen. Das ist ein Durchgang; 5 Durchgänge täglich.

VORSICHT: NICHT IN DER SCHWANGERSCHAFT: STATTDESSEN EINFACHE WECHSELATMUNG (*SEITE 53*).
BEI DEPRESSIONEN UND NIEDRIGEM BLUTDRUCK MEIDEN.

MIT DEM ATEM GEHEN

»Selig ist der, der durch seine Knochen atmen kann.«

Indisches Sprichwort

Ob Sie nun gern am Morgen joggen oder einen gemütlichen Spaziergang nach dem Essen machen, ein täglicher Auslauf an der frischen Luft regt den Vyana-Atem an. Rauszugehen erweitert Ihre Sicht auf die Welt – eine jener Qualitäten dieses Atems –, während das Gehen Herz und Lunge trainiert, Stress lindert, die Verdauung anregt und die Ausscheidung, einschließlich jener der verbrauchten Luft aus der Lunge, fördert. Die Beobachtung des Atems reinigt den Geist von geistiger Unruhe.

Ungeschicklichkeit oder die Neigung zu Unfällen können ein Hinweis sein, dass Sie nicht voll mit Ihrem Atem in Verbindung stehen. Die Trennung zwischen Körper, Atem und Geist kann dazu führen, dass Sie nicht geerdet, aus der Balance, abgehoben oder emotional taub sind, oder darauf hinweisen, dass Sie zu sehr »im Kopf« sind, statt Ihre Energie zu erweitern, um mit anderen Menschen in Kontakt zu treten – ein Zeichen mangelnder Vyana-Energie. Um sich wieder mit diesem Atem zu verbinden, machen Sie täglich einen Spaziergang, am besten barfuß über Gras oder am Ufer, unterstützt von der meditativen Atemübung gegenüber.

Oder probieren Sie diese Variante: Lassen Sie die Arme locker hängen. Beginnen Sie, in normalem Tempo zu gehen, und vergrößern Sie allmählich die Schritte, wodurch die Arme mitschwingen, was das Tempo steigert.

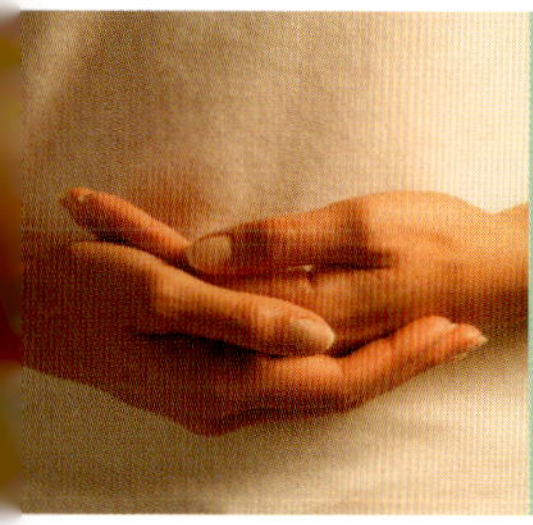

MUDRA DER MEDITATION

Diese yogische Geste der Meditation soll Sie für die inspirierende Energie empfänglich machen. Legen Sie auf Höhe der Taille die linke Hand auf die rechte Hand, so dass die Hände eine flache Schale bilden.

MEDITATIVES ATMEN BEIM GEHEN

Führen Sie diese Atemübung an einem friedlichen Ort im Freien und, wenn möglich, barfuß aus.

1 Erden Sie sich zuerst: Stellen Sie die Füße hüftbreit parallel hin und lassen Sie die Arme locker hängen. Richten Sie sich auf, und schließen Sie sanft Augen und Mund. Pressen Sie die Füße fest in den Boden, und verlagern Sie Ihr Gewicht gleichmäßig darauf. Stellen Sie sich nun die Verbindung zur Erde vor. Heben Sie die Zehen, und spreizen Sie sie möglichst weit, wenn Sie sie wieder auf dem Boden aufsetzen. Bleiben Sie etwa ein bis zwei Minuten lang in dieser Position, und atmen Sie dabei tief durch die Nase ein und aus.

2 Wenn Sie bereit sind, öffnen Sie die Augen halb und fixieren Ihren Blick etwa ½ m vor sich auf dem Boden. Bringen Sie die Hände in die Mudra der Meditation (*gegenüber, unten*).

3 Beginnen Sie nun, mit langsamen, kurzen Schritten zu gehen. Setzen Sie den rechten Fuß etwa 15 cm vor sich, dann halten Sie kurz inne, um sich zu erden, bevor Sie den linken Fuß genauso weit vor sich setzen und sich wieder erden. Gehen Sie mit diesem Gewahrsein weiter.

4 Synchroniseren Sie jeden Schritt mit dem Atem: Einatmen und Fuß heben; ausatmen und wieder auf den Boden stellen. Sie werden bemerken, dass Ihr Gehen mit der Zeit einem natürlichen Rhythmus folgt.

5 Halten Sie Ihr Körpergewicht beim Gehen bewusst über der Körpermitte. Es soll sich nicht nach vorn oder hinten verlagern. Nehmen Sie beim Aufsetzen des Fußes bewusst wahr, wie dieser sich tief im Boden verwurzelt.

6 Beobachten Sie, wie Ihr Körper am Gehen beteiligt ist: wie sich jedes Knie beugt, hebt und streckt. Achten Sie auf die Bewegung der Fußgelenke, Hüften, Wirbelsäule und Schultern. Wenn Ihre Aufmerksamkeit abdriftet, lenken Sie sie wieder auf den Atem. Machen Sie so lange weiter, wie es Ihnen gefällt, bevor Sie sich entspannen und zu Ihrer normalen Tätigkeit zurückkehren.

DAS SELBSTBILD VERBESSERN

»Beim Ausatmen misst der Luftstrom etwa 12 Finger von der Nase. Beim Singen erhöht sich diese Distanz auf 16 Finger, beim Reden auf 24 Finger. Bei anstrengenden Übungen sogar auf mehr.«

Gerhanda Samhita, 84–6

Wenn Sie regelmäßig Atemübungen machen, werden Sie merken, dass Sie mühelos Aufgaben bewältigen können, die Sie zuvor schwierig fanden. Es könnte sein, dass Sie das aussprechen, was Sie denken, auch vor einer Gruppe. Die Angst, vor anderen zu sprechen, gehört zu den verbreitetsten selbst auferlegten Beschränkungen. Falls Sie Hemmungen haben, in Besprechungen das Wort zu ergreifen, einen Bericht zu präsentieren oder Ihren Standpunkt öffentlich zu vertreten, könnten Sie über Jahre hinweg diese Angst in Ihrem Körper integriert haben. Die Meditation gegenüber unterstützt Sie mit Hilfe der nach außen strebenden Natur des Vyana-Atems, diese mentale Barriere abzubauen und besser über sich zu denken. Achten Sie darauf, wie dabei andere selbst auferlegte Gefühls- oder Verhaltensbarrieren aufbrechen, und genießen Sie die Befreiung, die Ihr wahres Selbst zum Vorschein bringt.

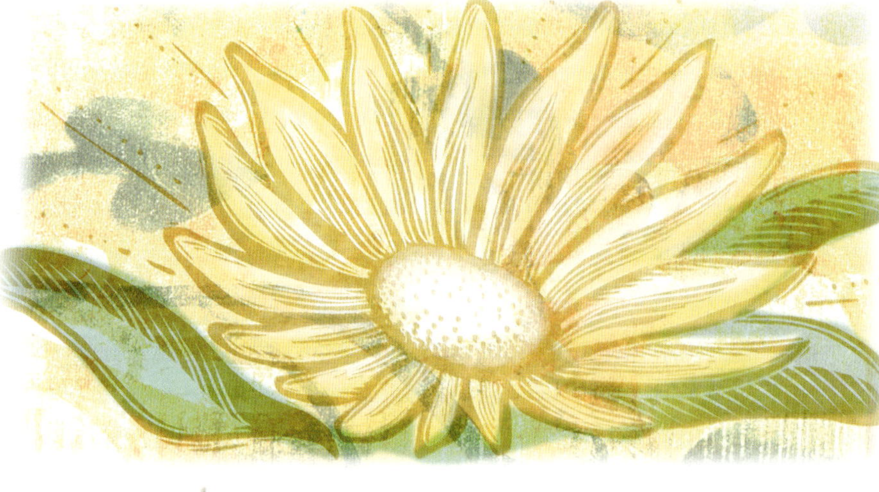

MEDITATION DER AUSDEHNUNG

Mit dieser Übung können Sie die sich ausdehnende Natur des Vyana-Atems physisch erfahren. Setzen Sie sich aufrecht und bequem hin (*Seiten 35–37*).

1 Mund und Augen sanft schließen und ein paarmal tief durch die Nase atmen. Dann hören Sie auf, den Atem zu kontrollieren. Lassen Sie ihn natürlich fließen, langsam oder schnell, lang oder tief, angenehm ein- und ausströmen.

2 Nehmen Sie die Körperteile, die den Boden berühren, bewusst wahr. Lenken Sie den Atem in deren Richtung, und beobachten Sie, was passiert. Es mag sich so anfühlen, als würden Sie sich nach unten ausdehnen oder schwer werden. Sie könnten aber auch leicht werden oder ein Gefühl des Schwebens spüren.

3 Nach einigen Minuten lenken Sie Ihr Gewahrsein auf die linke Körperhälfte und stellen sich vor, dass die Energie auf diese Seite ausstrahlt. Schicken Sie den Atem in das linke Bein, die linke Taille, Arm, Hals, Wange und Schläfe. Fühlt es sich nicht so an, als würde sich Ihr Körper nach links ausdehnen?

4 Nehmen Sie nun die rechte Körperhälfte bewusst wahr, und richten Sie den Atem auf diese Körperteile. Beobachten Sie die Wirkung – scheint es nicht so, als würden Sie sich nach rechts ausdehnen?

5 Nun richten Sie den Atem auf die Rückseite des Körpers – nicht nur auf den Rücken, sondern auch auf den Hinterkopf, Nacken und die Hinterseite der Arme. Haben Sie das Gefühl, dass sich der Körper nach hinten ausdehnt?

6 Wiederholen Sie das Ganze an der Vorderseite des Körpers, und lenken Sie den Atem vom Bauch in Brust, Arme, Kehle und Gesicht. Achten Sie darauf, wie die Energie nach vorn ausstrahlt und Sie sich dorthin ausdehnen.

7 Lenken Sie nun den Atem in die Schultern, den Kopf und die Kopfhaut. Beobachten Sie nacheinander, wie die Energie von jedem Körperteil nach oben strebt, und dann, wie alle Teile sich gleichermaßen nach oben ausdehnen.

8 Am Schluss spüren Sie, wie der ganze Körper sich zugleich mit jedem Atemzug weiter ausdehnt. Sie können, wenn Sie wollen, dazu im Geist eine Affirmation wie »Ich bin mit mir eins« oder »Ich gehe meinen Weg« wiederholen. Bleiben Sie noch kurz ruhig sitzen, bevor Sie die Augen öffnen.

DIE LUNGE ÖFFNEN

Sie können Ihren Vyana-Atem zum Aufblühen bringen, indem Sie ihm durch Stärkung des Atmungssystems eine gute körperliche Grundlage geben. Die Sandsack-Atmung gegenüber verbessert Ihre Atmungsfähigkeit, besonders wenn Sie die Atmübungen anstrengend finden.

Die Stärke des Atemmechanismus hängt davon ab, wie viel Kraft Sie im Bereich über Ihrer Taille haben. Dort befindet sich das Zwerchfell – jener kuppelförmige Muskel, der Ihren Oberleib in zwei Bereiche teilt. Der obere Teil umfasst die Brusthöhle, die Herz und Lunge beherbergt. In der Bauchhöhle darunter liegen die meisten Verdauungs- und Ausscheidungsorgane sowie die Genitalien eng aneinander. Die Sandsack-Atmung stärkt die Zwerchfellregion, strafft die Bauchmuskeln und fördert zusätzlich Ihr Bewusstsein dafür, wie Sie atmen.

ZU VERMEIDENDES ESSEN

Laut der Yogaphilosophie hemmen Nahrungsmittel mit hohem Gehalt an Natrium, Kalzium, Zucker und gesättigten Fetten die expansive Vyana-Energie, da sie diese zum Zusammenziehen bringen. Fette, sehr süße und salzige Speisen sowie Milchprodukte gelten als schleimbildend, was die Atmung erschwert. Um den expansiven Atem zu fördern, essen Sie mehr Proteine, Kohlenhydrate, Omega-3-Fettsäuren und magnesium-, kalium-, zink- und selenreiche Nahrung. Trinken Sie viel Wasser, und reduzieren Sie die folgenden Nahrungsmittel oder Essmuster:

- *Junk Food, Schnell- und Fertiggerichte*
- *Brot und Gebäck aus weißem Mehl*
- *Limonaden und Erfrischungsgetränke, besonders mit Eiswürfeln*
- *Desserts und Süßigkeiten mit weißem Zucker, besonders nach einem proteinreichen Mahl*
- *Überessen (selbst wenn es sich um gesunde Nahrung handelt)*

SANDSACK-ATMUNG

Machen Sie die Übung auf einer festen, unnachgiebigen Fläche, also nicht auf dem Bett oder einem Polstermöbel. Falls Sie keinen Sandsack haben, nehmen Sie stattdessen ein dickes Telefonbuch. Machen Sie diese Übung über einen Monat hinweg immer 3 Tage hintereinander, gefolgt von einem Tag Pause. Es ist sinnvoll, diese Übung mit einer Umkehrhaltung zu kombinieren, wie dem Kopf- und Schulterstand (*Seiten 102–103 und 146*) oder für Yoga-Einsteiger mit dem brustkorbweitenden Fisch (*Seite 101*).

1 **Legen Sie sich mit gestreckten, leicht gespreizten Beinen auf den Rücken (auf den Boden, auf einen Teppich oder eine Yogamatte), und lassen Sie die Füße nach außen sinken. Lassen Sie die Arme etwas vom Körper entfernt seitlich am Boden ruhen. Die Handflächen weisen dabei nach oben, die Hände sind entspannt, so dass die Finger zart gebogen sind.**

2 **Schließen Sie entspannt Augen und Mund, und atmen Sie durch die Nase. Beobachten Sie den Atem. Stellen Sie sich vor Ihrem geistigen Auge vor, wie sich der Bauch beim Einatmen füllt und hebt und dann beim Ausatmen wieder leert und senkt. Setzen Sie dies einige Minuten fort, bis Sie zur Ruhe gekommen sind.**

3 **Legen Sie sich einen Sandsack (oder ein Telefonbuch) auf den Bauch. Versuchen Sie nun, diese tiefe Bauchatmung fortzusetzen. Das Gewicht auf dem Bauch verlangt von Ihnen mehr Einsatz, um die Lunge beim Einatmen auszudehnen, erleichtert aber dafür das Ausatmen. Üben Sie täglich 5 Minuten lang und entspannen Sie sich danach kurz. Steigern Sie die Praxis allmählich auf 10 Minuten.**

VORSICHT: FALLS SIE SICH DABEI IRGENDWANN MÜDE FÜHLEN ODER NUR SCHWER ATMEN KÖNNEN, ENTFERNEN SIE DEN SANDSACK. NICHT IN DER SCHWANGERSCHAFT AUSFÜHREN.

MITGEFÜHL VERSTRÖMEN

»Dein wahres Selbst liegt in deinem Herzen. Von dort strahlen hunderteins Energiekanäle aus, und jeder von ihnen hat hundert Verzweigungen, von denen jede wiederum zweiundsiebzigtausend Verästelungen hat – und alle davon gehören zum verbreitenden Strom, der Vyana genannt wird.«

Prasna-Upanishad, 3,7

Der Vyana-Atem ist eine nach außen dringende Energie, die vom Herzen kommt und uns mit anderen Menschen verbindet. Die Liebende-Güte-Atmung lässt Sie einen Blick in Ihr Herz werfen, um Ihr Mitgefühl zu entdecken und eine tolerante und wohlwollende Haltung gegenüber allen Menschen zu entwickeln. Sie können sie regelmäßig praktizieren, wenn Sie dieses Gefühl der liebevollen Ausdehnung kultivieren wollen, aber auch, wenn Sie auf jemanden wütend oder in einer schwierigen Lage sind.

Bevor Sie beginnen, setzen Sie sich hin und denken über die Luft, die Sie atmen, nach. Sie atmen jährlich mehr als fünf Millionen Liter Luft, und jeder atmet die gleiche Luft; Sie teilen sie mit allen Wesen,ungeachtet ihrer sozialen Stellung, ihrer Gene oder politischen Neigung. Im Laufe der Übung spüren Sie eine innige Verbindung mit allen, doch zuerst konzentrieren Sie sich auf Ihre Vyana-Energie, um ein gutes Gefühl für sich selbst zu entwickeln. Denn wer sich selbst nicht liebt, kann nicht wirklich mit anderen in Verbindung treten.

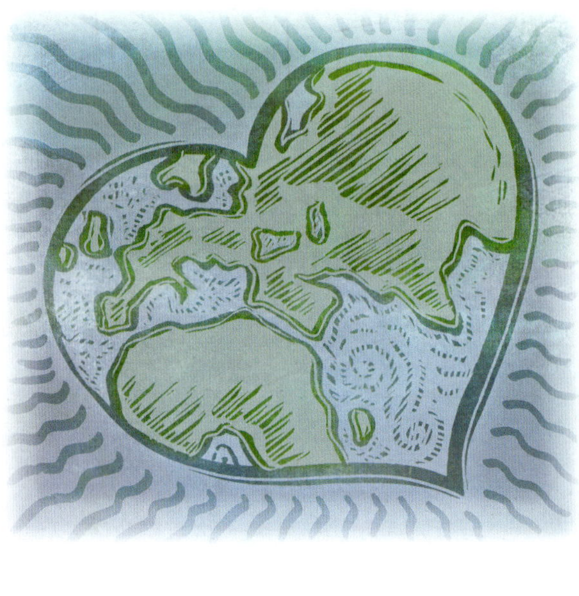

LIEBENDE-GÜTE-ATMUNG

Setzen Sie sich bequem und aufrecht hin (*Seiten 35–37*), lockern Sie beengende Kleidung. Und nun seien Sie einfach im Hier und Jetzt.

1 Legen Sie die Hände im Meditationsmudra (*Seite 92*) in den Schoß, und schließen Sie sanft Mund und Augen. Atmen Sie nun langsam und regelmäßig durch die Nase, und richten Sie ihre Aufmerksamkeit auf Ihr Herz.

2 Denken Sie an einen schönen Moment. Atmen Sie tief, und rufen Sie sich kurz die Szene in Erinnerung: wer bei Ihnen war und wo Sie waren. Lassen Sie nun die Details los, und spüren Sie einfach das Wohlbefinden, das diese begleitet. Schicken Sie sich selbst Gedanken des Friedens und Glücks, indem Sie Sätze wie »Möge ich glücklich sein«, »Möge ich zufrieden und voll Frieden sein« oder »Möge ich von liebender Güte erfüllt sein« wiederholen. Wenn Sie die Übung zum ersten und zweiten Mal ausführen, beenden Sie diese damit.

3 Wenn Sie (vielleicht nach einigen Tagen) bereit sind, wiederholen Sie Schritt 1 und 2. Denken Sie an jemanden, der Ihnen beigestanden ist, und halten Sie sein Bild im Gedächtnis, während Sie geistig die Sätze aus Schritt 2 wiederholen. Richten Sie diese Gedanken an die Person und nennen Sie sie beim Namen: »Möge … glücklich sein,« »Möge ... zufrieden und glücklich sein« und so fort.

4 Nach einer Weile schließen Sie auch andere Menschen, die Sie lieben, in Ihre Gedanken ein: Stellen Sie sich diese Wesen (es können auch Tiere sein) vor, rufen Sie das Gefühl der liebenden Güte und rezitieren Sie die gleichen Sätze.

5 Sobald es Ihnen gelingt, liebevolle Gedanken an diese Menschen zu schicken, weiten Sie diese warmherzigen Gefühle und gütigen Worte auf Wesen aus, denen Sie neutral gegenüberstehen: Nachbarn, Bekannte oder Kollegen. Richten Sie die gleichen Sätze auch an sie.

6 Versuchen Sie, das Gefühl auch auf jene auszuweiten, die Sie schwierig finden oder nicht mögen. Wiederholen Sie wieder die Sätze. Anfangs könnte sich Ihr Geist dagegen wehren, das ist natürlich. Wenn Sie Widerstand spüren, gehen Sie geduldig und liebevoll mit sich selbst um. Üben Sie 10 Minuten lang täglich, atmen Sie tief, und spüren Sie den erweiterten Zustand Ihres Geistes. Versuchen Sie, dieses ausgedehnte Gewahrsein auch nach der Meditation beizubehalten.

VYANA-ÜBUNGSSEQUENZ

HALTUNGEN FÜR NEUE PERSPEKTIVEN

Der Kopfstand (*Seiten 102–103*), der als »König« unter den Yogahaltungen gilt, ist der expansiven Atmung sehr förderlich. Bei regelmäßiger Praxis versorgt er den Kopf und Oberkörper mit einer Fülle strahlender Vyana-Energie. Er entlastet auch das Herz-Kreislauf-System, das die Arbeit der Vyana-Energie ausführt, da der Körper dabei umgekehrt ist, die Schwerkraft somit anders auf ihn wirkt und den Rücklauf des Bluts zum Herzen unterstützt. Doch für Yoga-Einsteiger kann diese Haltung zu fordernd sein. Bauen Sie daher langsam auf, und üben Sie zuerst den Fisch gegenüber, der auch für seine herzerweiternde Wirkung bekannt ist. Diese Haltung weitet den Brustkorb, erhöht die Atemkapazität und »öffnet« auch Ihre Gefühle. Falls Sie zu flacher Atmung neigen, unter Panikattacken oder Asthma leiden, können Sie mit dieser Übung Ihr Atmungssystem kräftigen und Atemprobleme lindern. Führen Sie jedoch niemals eine Yogahaltung bei einem Asthmaanfall aus!

EINE SEQUENZ AUFBAUEN

Als Yoga-Einsteiger beginnen Sie zuerst nur mit dem Fisch oder machen ihn nach dem Schulterstand und Pflug (*Seiten 146–147*). Wenn Sie die Pose gut können, probieren Sie den halben Kopfstand (*Seite 102*) und gehen erst zur vollen Haltung über, wenn Sie sich sicher darin fühlen. Das mag körperlich gar nicht so schwer sein, wie Sie glauben, doch kann es Sie mit Ihren Ängsten konfrontieren und ermutigen, diese zu überwinden – das ist Ihre Vyana-Energie in Aktion. Falls Sie schon Yoga praktizieren, führen Sie diese Haltungen am besten in einer Sequenz aus: Beginnen Sie mit dem Kopfstand (*Seite 103*), kommen Sie über den halben Kopfstand hinunter und schließen mit dem Fisch. Falls Sie Kontraindikationen gegen Umkehrhaltungen haben (*siehe Vorsicht, Seite 103*), üben Sie einfach nur den Fisch.

FISCH

MATSYASANA

1 Legen Sie sich mit gestreckten Beinen auf den Boden und die Beine und Füße eng aneinander. Legen Sie die Handflächen rechts und links unter den Schenkeln auf den Boden.

2 Nun die Ellbogen beugen und fest in den Boden drücken. Heben Sie den Brustkorb, und neigen Sie den Kopf langsam nach hinten, bis die Kopfkrone sanft am Boden ruht. Lassen Sie das Gewicht hauptsächlich auf den Ellbogen ruhen. Auf Kopf oder Nacken sollte nur wenig Gewicht lasten.

3 Halten Sie diese Position 10–30 Sekunden lang. Der Brustkorb ist in dieser Stellung weit geöffnet: Nutzen Sie dies, indem Sie möglichst tief atmen. Stellen Sie sich dabei vor, Ihre Rippen wären die Kiemen eines Fischs, die sich öffnen, um Sauerstoff einzusaugen. Das regt den Kreislauf von Vyana Vayu im ganzen Körper an. Bauen Sie langsam auf, bis Sie die Position 2 Minuten lang halten können.

4 Um aus der Position zu gehen, heben Sie zuerst leicht den Kopf, lassen ihn zurückgleiten und den Rücken zu Boden sinken. Bleiben Sie einen Moment liegen, und entspannen Sie sich.

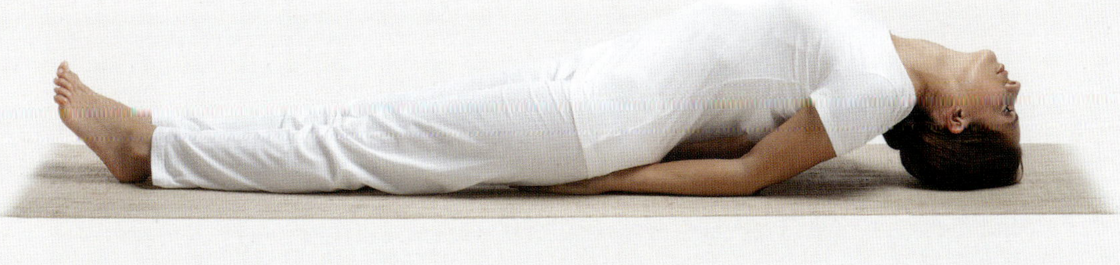

VORSICHT: WENN SIE UNTER MIGRÄNE, EINEM SCHLEUDERTRAUMA, EINER KÜRZLICHEN NACKENVERLETZUNG ODER UNTER HOHEM BLUTDRUCK LEIDEN, NICHT AUSFÜHREN.

HALBER KOPFSTAND

ARDHA SIRSHASANA

1 Mit geschlossenen Beinen hinknien und dann mit dem Gesäß auf die Fersen setzen. Die Ellbogen beugen und den jeweils anderen Ellbogen mit der Hand umfassen.

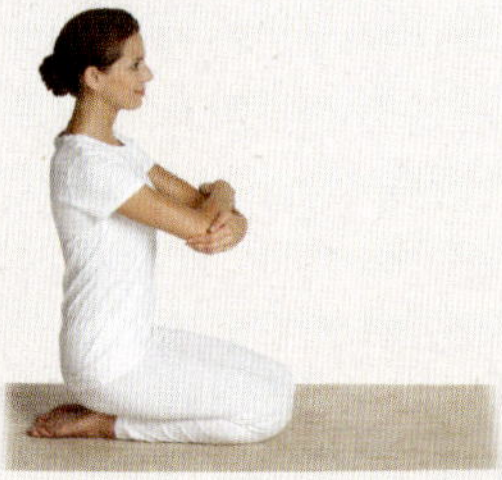

2 Aus der Hüfte nach vorn beugen und die Ellbogen direkt unter den Schultern auf den Boden ablegen. Ohne die Ellbogen zu bewegen, die Hände lösen und auf den Boden legen. Die Hände mit sanft verschränkten Fingern verbinden, um mit den Armen und Händen eine Dreieicksform zu bilden. Dies sorgt dafür, dass Ihr Körpergewicht stärker und sicher auf den Ellbogen statt auf dem Kopf oder Nacken ruht.

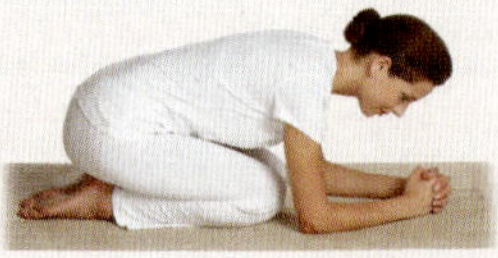

3 Nun die Kopfkrone auf den Boden setzen und den Hinterkopf sanft an den verschränkten Händen ruhen lassen. Die Knie durchstrecken, ohne dabei Kopf oder Ellbogen zu bewegen.

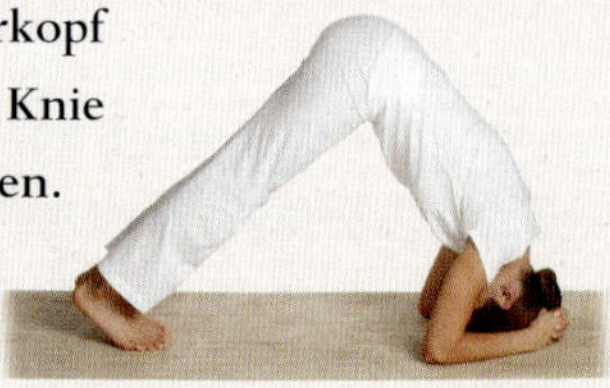

4 Langsam mit den Füßen nach vorn gehen, bis die Hüfte direkt über dem Kopf liegt. Arme und Kopf möglichst still halten und darauf achten, dass das Gewicht am Ellbogen und nicht am Kopf bleibt. Denken Sie während der Haltung stets daran, dass die Ellbogen Sie stützen.

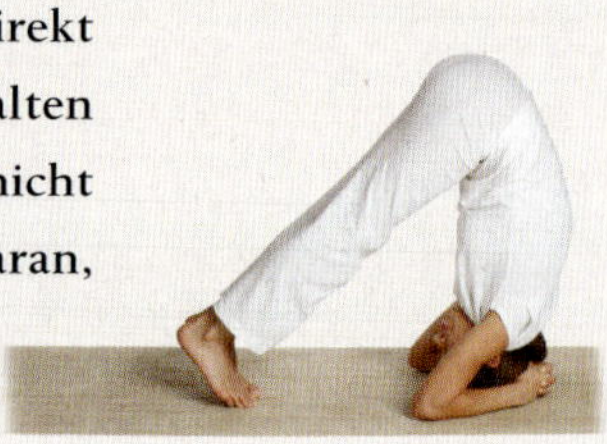

5 Nun die Knie beugen, ohne die Hüften zu senken. Die Fersen zum Gesäß bringen und die Knie gebeugt lassen. Nicht springen, sondern langsam hochkommen. Tief atmen und die Position, den halben Kopfstand, halten. Gehen Sie sicher, dass Sie ihn 10 Sekunden lang stabil halten können, bevor Sie weiter in den Kopfstand gehen. Das kann einige Tage oder Wochen dauern. Senken Sie langsam wieder die Beine, und lassen Sie die Stirn noch eine Minute am Boden ruhen.

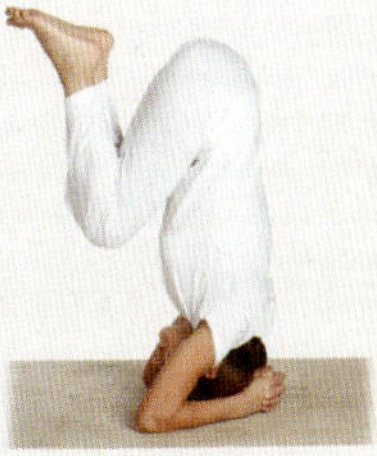

KOPFSTAND

SIRSHASANA

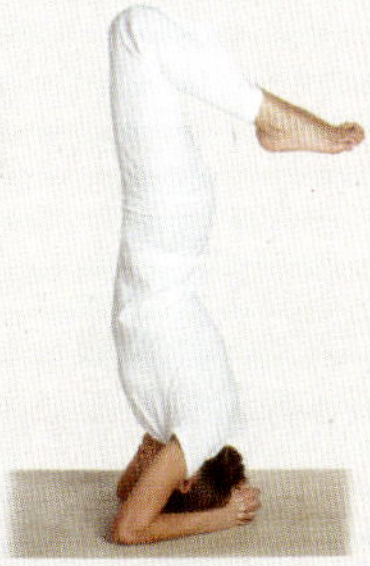

6 Wenn Sie bereit sind, zum vollen Kopfstand überzugehen, machen Sie wie zuvor Schritt 1–5, lassen Sie die Knie gebeugt, und heben Sie sie langsam zur Decke. Achten Sie auf Ihre Ellbogen, die immer den größten Teil des Körpergewichts tragen sollten.

7 Allmählich die Knie strecken und die Füße heben, bis der Körper eine Gerade bildet. Das Gewicht gleichmäßig auf beide Ellbogen und nur wenig auf Kopf und Hals verlagern. Tief atmen und dabei die Pose so lange halten, wie es Ihnen angenehm ist. Beginnen Sie mit 10 Sekunden und verlängern Sie allmählich auf 3 Minuten. Beim Herunterkommen zuerst die Knie beugen und langsam absenken. Den Kopf am Boden lassen und das Gesäß auf die Fersen legen. Die Stirn noch eine ganze Minute am Boden lassen und dann aufsetzen.

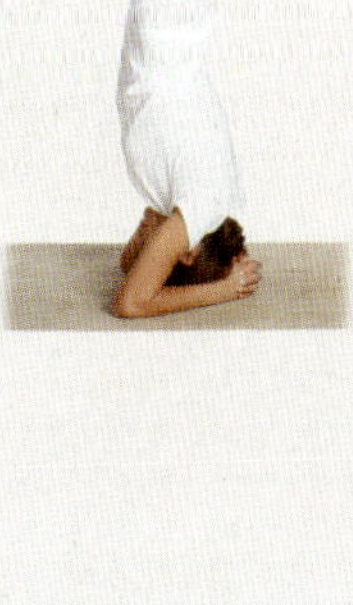

VORSICHT: BEIDE POSITIONEN BEI HOHEM BLUTDRUCK, GRÜNEM STAR, NETZHAUTABLÖSUNG, ERKÄLTUNG UND SCHNUPFEN, SCHLEUDERTRAUMA ODER ANDEREN NACKENVERLETZUNGEN UND IN DER SCHWANGERSCHAFT VERMEIDEN. IN DER MENSTRUATION KEINE UMKEHRHALTUNGEN ÜBEN.

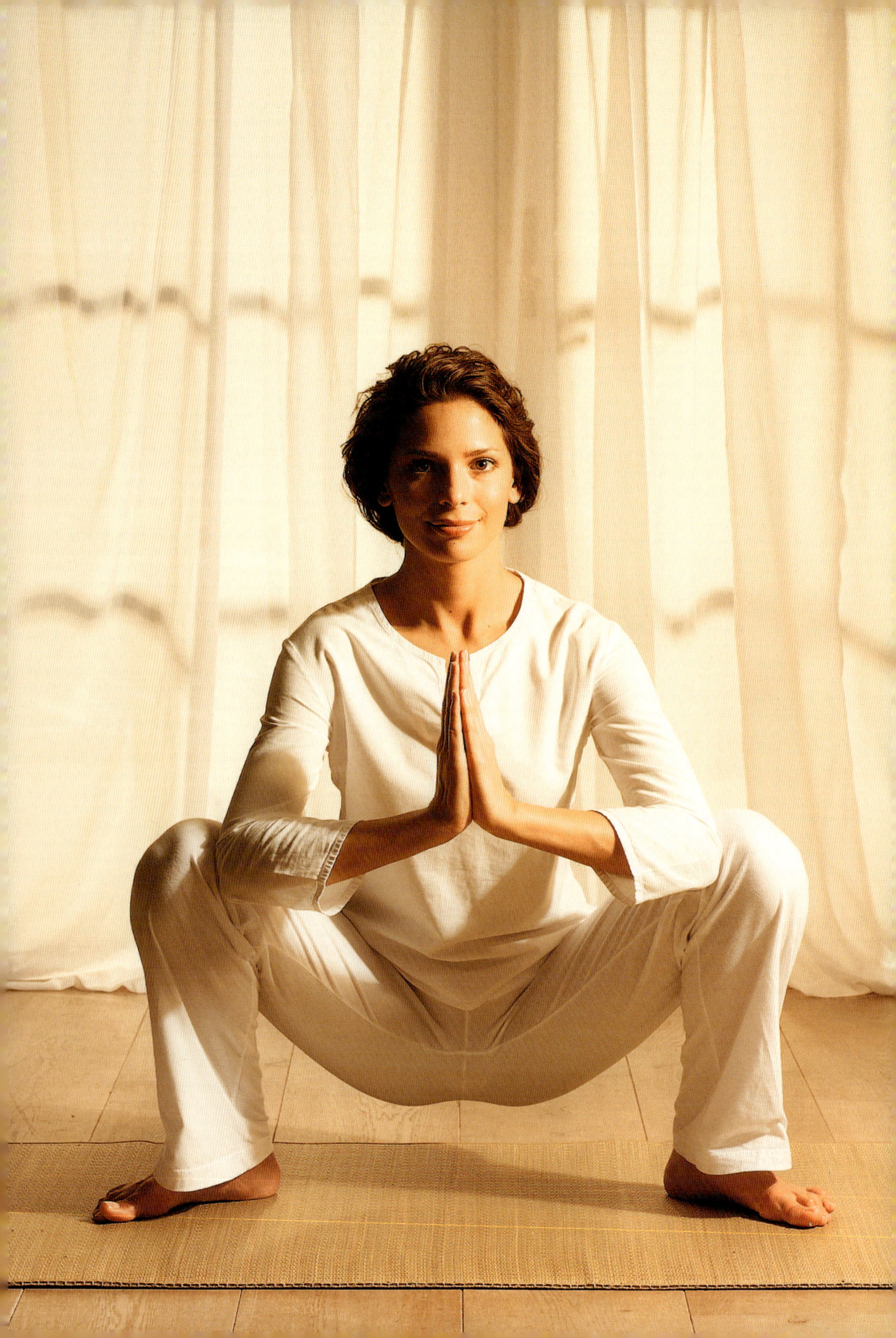

KAPITEL 5

DER REINIGENDE ATEM

APANA VAYU

Bei jedem Ausatmen stoßen Sie die verbrauchte Luft aus der Lunge aus. *Apana Vayu*, der Sanskritname für den reinigenden Atem, der »nach außen dringt« bedeutet, betont das Wesen dieser subtilen Energie, die durch den Körper fließt. Apana Vayu regiert die Ausscheidungsphase der Atmung. Bei dieser werden die Energien, die Sie beim Einatmen mit Prana Vayu aufgenommen haben, gemeinsam mit den Abfallstoffen, die bei dem von Samana Vayu überwachten Verdauungsprozess und dem von Vyana Vayu kontrollierten Kreislauf der lebensnotwendigen Bestandteile anfallen, wieder an die Außenwelt abgegeben. Apana Vayu regt den Körper an, diese Unreinheiten in Form von Urin, Feststoffen, Schweiß und Menses freizusetzen, und unterstützt Sie auch beim Loswerden von emotionalem »Ballast«. In diesem Kapitel finden Sie Atemübungen, die Apana Vayu anregen, um alles Schädliche, Übermäßige oder das, was Sie in Ihrem Leben nicht mehr brauchen, zu elimieren und all das zu behalten, was Sie brauchen, um Ihren Körper, Ihre Gefühle und Beziehungen zu nähren.

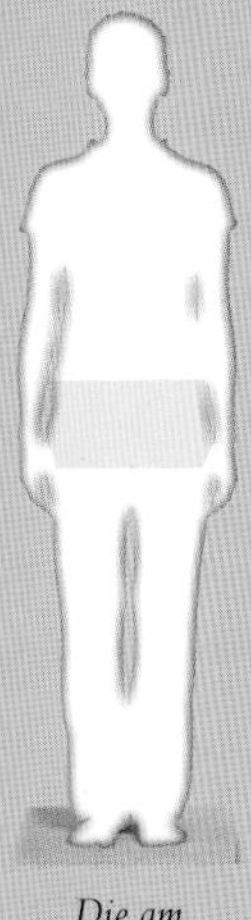

Die am stärksten von Apana Vayu durchdrungene Körperregion

DAS SYSTEM REINIGEN

Stellen Sie sich Ihren Körper wieder als Fabrik vor. Apana wäre dann die Versandabteilung, wo die fertigen Produkte und die bei der Produktion angefallenen Abfallstoffe entsorgt werden. Im Körper ist der Einfluss dieser abwärts gerichteten Energie am stärksten unter dem Nabel, wo sie die Genitalien, den Urinaltrakt, den Darm und die Nieren (in der TCM repräsentieren die Nieren die Lebenskraft) kontrolliert. Da die Apana-Energie nach unten und außen strömt, reguliert sie alle Arten körperlicher Ausscheidung: Schweiß, Stuhl und Urin, den Ausstoß von Samen und Menstruationsblut, die Abgabe von Kohlendioxid beim Ausatmen und auch jene Energie, die den Geburtsprozess einleitet. Der Einfluss von Apana ist bei Frauen stärker spürbar als bei Männern, da der nach unten gerichtete Fluss Teil des Menstruationszyklus und des Gebärens ist. Die Menstruation ist ein gesunder Ausdruck der abwärts gerichteten Apana-Energie. Daher raten viele Yogalehrer davon ab, in dieser Zeit Umkehrhaltungen zu üben, da sie den natürlichen Energiefluss stören. Doch manche Yogaschulen, wie Iyengar Yoga, empfehlen zwischen den Perioden Umkehrhaltungen, um überschüssige Apana-Energie abzuführen und so Probleme wie starke Blutungen und unregelmäßige Perioden zu verbessern.

Ayurvedaärzte glauben, dass Störungen in der Funktion von Apana den chemischen Aufbau des Körpers aus dem Gleichgewicht bringen. Nach dem Essen werden Gase als natürliches Resultat der chemischen Interaktion des Essens mit den Verdauungsenzymen freigesetzt. Manche Nahrungsmittel, wie Rohkost und speziell Nüsse und Samen, neigen dazu, mehr Gas als andere zu produzieren. Überschüssige Gase können aber auch auf eine unvollständige Verdauung zurückgehen. Es ist die Aufgabe des reinigenden Atems, diese Gase zu entsorgen. Falls die Apana-Energie schwach ist, kann sie dieser Funktion nicht gerecht werden. Das führt zu einem Übermaß an Gasen und vor allem zu Gasen, die nach oben statt nach unten strömen. In der Ayurveda gilt eine solche abwegige Bewe-

MIT DER APANA-ENERGIE ARBEITEN

Stellen Sie sich bei den Atemübungen in diesem Kapitel die folgenden Fragen. Sie helfen Ihnen, den Fluss Ihrer Apana-Energie zu optimieren.

- *Halte ich an Ideen fest, die nicht mehr relevant sind? Wie kann ich meine Lebenshaltung ein wenig flexibler gestalten?*
- *Ist meine Wohnung oder mein Arbeitsplatz überfüllt, nur weil ich mich von Dingen einfach nicht trennen kann?*
- *Schließe ich ein Vorhaben ab, bevor ich das nächste beginne?*
- *Fühle ich mich stabil und ausgeglichen? Habe ich ein Gefühl dafür, was der Zweck meines Leben ist?*
- *»Erdet« mich meine Ernährung? Ernähre ich mich gesund?*
- *Kaue ich mein Essen gut, damit es vollständig verdaut werden kann?*
- *Ist meine Menstruation regelmäßig und schmerzfrei?*
- *Habe ich öfter Verstopfung? Könnte ich tagsüber mehr Wasser trinken, um dieses Problem zu lindern?*

gung der »Luft« als Ursache vieler chronischen Erkrankungen, von hohem Blutdruck, Herzflattern und Herzinfarkt bis zu Atemstörungen und sogar Schizophrenie. Auf einer subtilen Ebene befreit Sie der reinigende Atem von negativen Erfahrungen sinnlicher, emotionaler und geistiger Natur. So ist, wenn Sie sich von Dingen trennen, die Sie nicht länger brauchen – Kleider, Akten, sogar Beziehungen – eigentlich Apana am Werk. Daher helfen Ihnen die Atemübungen in diesem Kapitel, wenn es Ihnen schwerfällt, schlimme Erfahrungen oder Emotionen zu assimilieren, da sie jene Energie fördern, die Sie brauchen, um sich von Negativität und aus ungesunden Situationen zu befreien. Apana ist für das gesunde Funktionieren des Geistes ebenso wichtig wie für den Körper, da die Reinigung des gesamten Systems auf jeder Ebene die Basis für Ihre Immunität darstellt.

APANA VISUALISIERUNG

APANA ERDEN

Apana, die reinigende Form der fünf subtilen Energieformen im Körper, hat ihren Sitz am Wirbelsäulenansatz. Sie spüren diese Energie als den abwärts gerichteten Zug der Schwerkraft, der Sie physisch mit der Erde verbindet und auch emotional erdet. Apana entspringt dem Muladhara Chakra, das die energetische Wurzel des Chakrensystems bildet (*Seite 25*). Die Rolle dieses Chakras liegt darin, Sie fest zu verwurzeln, indem es Energie nach unten hin abgibt, und Sie gleichzeitig zu beleben, da es von der Erde positive Energie hochzieht. Der ausstoßende Apana-Atem muss im Gleichgewicht mit dem einwärtsströmenden Prana-Atem (der Energie in den Körper bringt; *Seiten 40–41*) und mit dem nach oben strömenden Udana-Atem (der Energie des Ausdrucks; *Seiten 130–131*) arbeiten. Falls Apana dieses Gleichgewicht nicht herstellt oder sogar in die falsche Richtung strömt, kann das dazu führen, dass Sie sich nicht geerdet, unsicher und ängstlich oder »verstopft« und emotional belastet fühlen. Die Atemvisualisierung gegenüber wirkt dem entgegen, da sie Sie mit dem von der Wirbelsäulenbasis nach oben gerichteten Fluss von Apana und der erdenden Kraft, die Sie emotional und körperlich verwurzelt, verbindet.

FRÜHJAHRSPUTZ

Wenn Sie ihn als einen Ausdruck der Apana-Energie ansehen, bekommt der Frühjahrsputz oder ein größerer Hausputz eine dynamische Dimension. Genießen Sie beim Putzen, Abstauben und Wegwerfen die energetische Verbindung zwischen Ihnen und den Gegenständen in Ihrem Haushalt oder Büro. Eine vollgeräumte Umgebung und ein Übermaß an Dingen, die Sie nicht länger brauchen oder mögen, rauben Ihnen Zeit und Energie, da sie Sie von dem ablenken, was im Leben wirklich wichtig ist. Spüren Sie, während Sie sich davon trennen, die gesunde Wirkung der Apana-Energie, die Sie mit der Erde verbindet und Ihnen hilft, eine zu starke Bindung an materielle Dinge zu durchtrennen.

APANA-ATEMÜBUNG

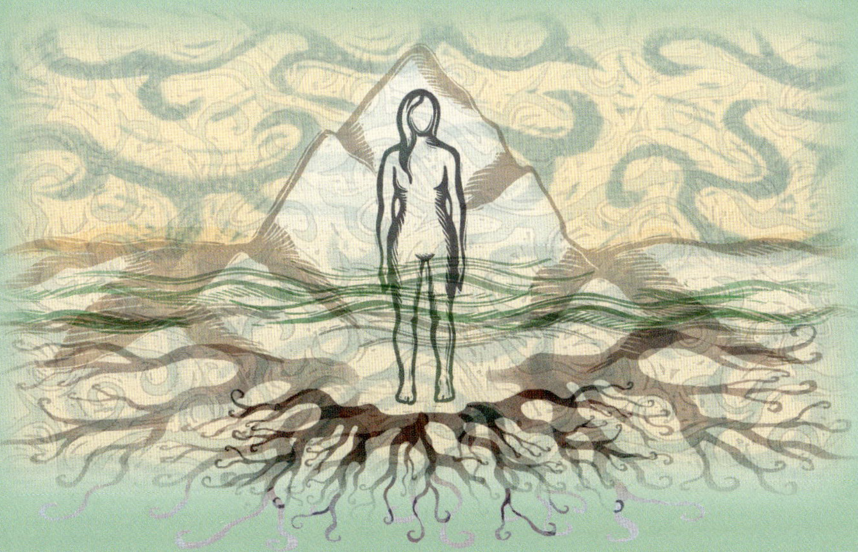

Diese Übung harmonisiert den Fluss von Prana und Apana Vayu. Es ist gut, doch nicht Voraussetzung, sie barfuß im Gras oder am Strand auszuführen. Die Übung hält gesund und gleicht emotional aus.

1 Mit hüftbreiten, parallelen Füßen hinstellen. Mund und Augen schließen. Stellen Sie sich Ihren Körper als Berg vor, der fest im Boden verankert ist.

2 Tief durch die Nase einatmen und geistig den Atem tief hinab in den Ansatz der Wirbelsäule schicken und dann bis in die Füße hinabsinken lassen.

3 Den Atem anhalten. Stellen Sie sich vor, dass der Atem noch tiefer hinabströmt und Sie tief und fest in der Erde verwurzelt.

4 Durch die Nase ausatmen. Stellen Sie sich dabei Ihren Atem als Nebel vor, der vom Boden aufsteigt, und betrachten Sie, wie geistige und emotionale Gifte mit dem Nebel hinweggleiten. Konzentrieren Sie sich auf die fest verwurzelten Füße, während der reinigende Atem im Körper nach oben steigt. 1- bis 5-mal wiederholen und dann entspannen.

SPANNUNG LOSLASSEN

»Das, was mit Apana Vayu [dem Ausatmen] ausströmt, ist dein wahres Selbst, die ewige Essenz, die alles durchdringt.«

Brihadaranyaka Upanishad, 3,4.1

Das vegetative oder autonome Nervensystem reguliert die lebenswichtigen Funktionen aller inneren Organe, einschließlich Herz und Lunge, sowie das Kreislauf- und Drüsensystem. Es unterteilt sich in das sympathische und parasympathische Nervensystem – kurz, den Sympathikus und Parasympathikus.

Der Sympathikus stimuliert die Organe und versetzt den Körper in hohe Leistungsbereitschaft, indem er die Herztätigkeit, den Blutdruck und Muskeltonus erhöht, was unter anderem die Haut zum Schwitzen bringt und die Pupillen erweitert. Der Parasympathikus, auch Vagus- oder »Ruhenerv« genannt, ist sein Antagonist. Er verlangsamt die Funktion der Organe, senkt die Herzrate, den Blutdruck und den Muskeltonus und bereitet den Körper auf Ruhe, Schlaf und die Verdauung vor.

Die Stimulation der zwei Zweige des vegetativen Nervensystems funktioniert automatisch und ist normalerweise nicht direkt willentlich steuerbar. Bei jedem Atemzyklus betont das Einatmen (regiert von Prana Vayu) die Aktivität des Sympathikus, und das Ausatmen (regiert von Apana Vayu) stimuliert Ihren Parasympathikus. Daher können Sie einfach durch das Anpassen der Ratio zwischen Ein- und Ausatmung das Nervensystem beeinflussen, um das Ausatmen und damit die Apana-Energie – und daher die Aktivität des Parasympathikus – zu beeinflussen, wenn Sie das Bedürfnis verspüren, die angestaute Anspannung zu lösen und Entspannung zu genießen. Die Entspannungsatmung gegenüber hilft Ihnen in Zeiten der Anspannung und Sorge, diese loszulassen und die Apana-Energie, den reinigenden Atmen, frei und ungehemmt durch Ihr gesamtes System fließen zu spüren.

ENTSPANNUNGSATMUNG
SAVASANA

Legen Sie sich auf eine feste Oberfläche. Bei Rückenproblemen geben Sie ein zusammengerolltes Handtuch oder ein Kissen unter die Knie.

1 Legen Sie sich mit gespreizten Beinen auf den Rücken, und lassen Sie die Arme etwas vom Körper entfernt ruhen; Handflächen zeigen entspannt nach oben.

2 Augen und Mund sanft schließen, durch die Nase atmen und das Anschwellen des Bauchs beim Einatmen spüren. Auf das Atmen konzentrieren, ohne es zu kontrollieren. Einfach geistig beobachten oder ihm zuhören.

3 Beim Einatmen spüren, wie sich der Bauch hebt. Stellen Sie sich dabei vor, dass Ihr Atem das Wort »Los« spricht. Beim Ausatmen spüren Sie, wie sich der Bauch senkt, und stellen sich vor, wie Ihr Atem »lassen« sagt. Atmen Sie nicht gezwungen, stellen Sie sich einfach vor, bei jedem Ausatmen angestaute Sorgen und Belastungen loszulassen.

4 Nun lenken Sie die Aufmerksamkeit auf die Zehen. Spüren Sie, wie sich hier die Spannung löst und eine Welle von Entspannung den Körper hinaufgleitet und zuerst die Füße, Knöchel, Waden und dann Knie und Schenkel lockert.

5 Lassen Sie die Entspannungswelle die Hüften erfassen, den Bauch und das Gesäß entspannen und langsam den Rücken hinaufwandern. Fühlen Sie, wie Ihre Anspannung in den Boden schmilzt, und lassen Sie Ihre Ängste los.

6 Fühlen Sie, wie Ihr Brustkorb die Ängste loslässt, und lassen Sie den Atem sanft werden. Entspannen Sie die Finger, Hände und Handgelenke, und spüren Sie, wie die Welle der Entspannung über die Arme in Schultern und Hals strömt. Lassen Sie jegliche Verkrampfung los: Sie müssen sich an nichts klammern.

7 Lassen Sie die Entspannung in den Kopf steigen, und weichen Sie jegliche harte Züge auf. Spüren Sie, wie sich Zunge und Kehle lösen. Entspannen Sie Lippen, Kinn, Wangen, Augen, Brauen, Stirn und Kopfhaut. Weisen Sie Ihr Gehirn an, abzuschalten.

8 Nun weiter sanft ein- und ausatmen und »los...lassen« wiederholen. Nach etwa 10 Minuten mit den Fingern und Zehen wackeln. Mit den Armen über dem Kopf wohlig durchstrecken. Zur Seite rollen und dann erst aufsetzen.

STRESS ÜBERWINDEN

»Wer eine schlaffe und phlegmatische Konstitution hat, sollte zuerst die sechs Kriyas [Reinigungsverfahren] durchführen.«
Hatha Yoga Pradipika, 2,21

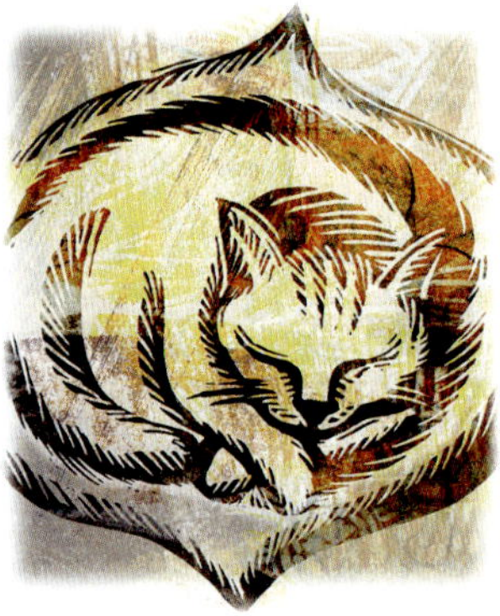

Die Kraft des wichtigsten Atmungsorgans, der Lunge, ist direkt mit jener der Nebennieren verbunden. Diese zwei kleinen, sich über den Nieren befindlichen Drüsen produzieren und schütten regulierende Hormone sowie jene chemischen Botenstoffe aus, die unsere Stressreaktion steuern. Somit sind die Nebennieren wichtiger Teil der körperlichen Flucht-oder-Angriff-Reaktion: Das im Nebennierenmark produzierte Adrenalin hilft uns, auf unmittelbare Gefahr zu reagieren, das in der Rinde produzierte Cortisol beim Umgang mit länger anhaltendem Stress. Falls der Körper über längere Zeit zu stark unter Stress steht, können die Nebennieren die Hormone, die die Lunge zum gesunden Funktionieren benötigt, nicht mehr produzieren. Geschwächte Nebennieren gelten bei Ayurvedaärzten als Zeichen eines Mangels an Apana-Energie.

Falls Sie unter konstanter Erschöpfung leiden, gegen die weder Ruhe noch Schlaf hilft, könnten Mediziner ein Burn-out-Syndrom diagnostizieren. Zu weiteren Symptomen gehören Heißhunger auf Süßes und Salziges, niedriger Blutdruck und Blutzucker, Reizbarkeit und Depression, Verdauungsstörungen und häufige Atemwegsinfektionen. Schlaf kann ein Burn-out-Syndrom nicht heilen. Der Körper in diesem Zustand nicht fähig, seine Energie zu regenerieren, da chronische Übermüdung die Schlafqualität beeinträchtigt. Falls sich die Beschwerden verschlimmern, führt das oft zu einem Mangel an lebenswichtigen Mineralien und an Apana-Energie, die der Körper braucht, um Abfallstoffe auszuscheiden.

NÄHRSTOFFE FÜR APANA UND DIE NEBENNIEREN

Folgende Präparate stärken die Nebennieren und die Apana-Energie:

- **Täglich Multivitaminpräparate mit Kalzium, Magnesium und Zink**
- **Täglich 1 000–3 000 mg Vitamin C**
- **Täglich 100–400 mg L-Theanin (eine Aminosäure)**
- **Täglich 300 mg Vitamin-B-Komplex, inklusive Pantothensäure (Vitamin B5)**
- **Ashwagandha, ein ayurvedisches Heilkraut, das die Ausdauer stärkt, die Auswirkungen von Stress lindert und Gedächtnis und Kognition verbessert. Hinsichtlich der Dosierung wenden Sie sich an einen Ayurvedaarzt.**
- **Algenpräparate und Nährhefe sind gute Nährstoffquellen und unterstützen die Entgiftung. Bezüglich Dosierung fragen Sie einen Ernährungsberater.**
- **Süßholz regt die Nebennierenfunktion an. Bezüglich Dosierung fragen Sie einen Heilpraktiker oder Ernährungsberater.**

Übermäßiger Stress, der eigentliche Grund von Burn-out, hat viele Quellen. Falsche Ernährung gehört zu den häufigsten, da bei Stress der Nährstoffbedarf steigt, man aber häufig Mahlzeiten auslässt. Ein hektischer Lebensstil ist eine weitere Ursache, kann aber auch ein Symptom von Burn-out sein, da Stimulation kurz Abhilfe gegen die Erschöpfung schafft, doch langfristig den Körper noch mehr auslaugt. Stimulanzien wie Koffein, Alkohol bis hin zu Wut, lauter Musik und Gewaltfilmen schaden den Nebennieren.

Beginnen Sie mit der Stärkung des Apana-Atems, da Apana die Nieren regiert. Praktizieren Sie zuerst die Reinigungsübungen (*Seiten 31–32*) und dann die einfachen Atemübungen auf den Seiten 50–55 sowie jene in diesem Kapitel, um den reinigenden Atem neu zu beleben. Unterstützen Sie auch Apana, während Ihre Lebenskraft langsam zurückkehrt, mit gesunder und regelmäßiger Ernährung, und reduzieren Sie die Stressquellen .

FÜR NEUES LEBEN ATMEN

Es ist wichtig, während der Schwangerschaft gesundes Atmen zu praktizieren, um den Körper des heranwachsenden Babys mit genügend Sauerstoff zu versorgen und den Aufbau von Giftstoffen zu vermeiden. Ihr ungeboreres Kind gibt Abfallstoffe in Ihren Blutstrom ab, und daher wird der reinigende Aspekt Ihres Atems – die Apana-Energie –, wenn Sie für zwei atmen, zunehmend wichtiger.

Gleichzeitig kann eine tiefe und volle Atmung mit dem Heranwachsen des Embryos immer unbequemer werden, da der zunehmende Druck in Ihrem Bauch die Bewegung des Zwerchfells und anderer Atmungsmuskeln einschränkt. Reinigende Atemübungen können Ihnen daher Ihre Schwangerschaft erleichtern. Sie reduzieren auch Stress in der Zeit der großen Veränderung und Sorge, da sie Körper und Geist beruhigen. Die Langsame Atmung (*siehe gegenüber*) gehört zu den besten Übungen, um sich auf eine gute Geburt vorzubereiten, denn je entspannter Sie beim Gebären bleiben, desto weniger Schmerzen haben Sie und desto mehr Apana-Energie steht Ihnen zur Verfügung, um zu pressen. Apana, der reinigende Atem, hilft Ihnen, alles freizugeben, was bereit ist, den Körper zu verlassen. Apana ist die Energie der Geburt.

ATEMBEWUSSTSEIN ENTWICKELN

Wenn Sie sich während Ihrer Schwangerschaft täglich auf den Atem einstellen, wird der entspannte Zustand, den Sie erreichen, bei der Geburt für Ihren Körper fast zu einer zweiten Natur geworden sein. Setzen Sie sich auf den Boden, einen Stuhl, oder legen Sie sich auf die linke Seite (das regt den Blutfluss zum Embryo an und unterstützt die Nieren bei der Ausscheidung von Abfallstoffen). Legen Sie ein Kissen zwischen die Knie und hinter den Rücken. Schließen Sie die Augen, hören Sie dem Klang Ihres Atems zu, und fühlen Sie die Luft, die durch die Nase und Kehle strömt. Achten Sie darauf, wie das Ein- und Ausatmen Schultern, Brust, Bauch und Rücken und den Druck Ihres Körpers auf den Untergrund beeinflusst.

LANGSAME ATMUNG

Führen Sie diese Übung in unterschiedlichen Positionen aus, und nehmen Sie dabei die verschiedenen Empfindungen im Sitzen, Liegen oder Stehen wahr. Wenn es sich angenehm anfühlt, können Sie sich dabei auch leicht wiegen oder rhythmisch gehen.

1 Atmen Sie langsam und tief, und hören Sie auf den Klang Ihres Atems beim Ein- und Ausströmen. Beginnen Sie dabei zu zählen: »Ein, 2 , 3, 4, 5,« »Aus, 2, 3, 4, 5«. Machen Sie dabei so viele Zählschritte, wie es für Sie angenehm ist.

2 Nun lenken Sie die Aufmerksamkeit auf das Ausatmen. Schaffen Sie eine geistige Verbindung zwischen den Worten »Spannung lösen« und »Konzentration« sowie dem nach außen dringenden, reinigenden Atem. Richten Sie diese Gedanken und den Atem auf verschiedene Körperstellen, und beginnen Sie mit jenen, die sich verspannt und eingeschränkt anfühlen.

3 Um den Atem zu energetisieren, setzen Sie das langsame Atmen fort, stellen sich aber den Atem als fortlaufenden Zyklus vor, bei dem die Energie beim Einatmen in den Körper dringt und alle Spannung beim Ausatmen austritt.

4 Setzen Sie das langsame Atmen fort, und wiederholen Sie dabei Phrasen wie: »Energie herein, Schmerzen hinaus« oder »Mein Atem, Geist und Körper sind ruhig«. Alternativ dazu können Sie im Rhythmus des Ein- und Ausatmens im Geist Affirmationen wie »Gesundes Baby« oder »Bleib ruhig« wiederholen und diese auf das Ein- und Ausatmen aufteilen.

5 Falls es Ihnen hilfreich erscheint, begleiten Sie das Ausatmen mit einem Zischlaut oder einem lauten »AHH«. Um die Wirkung der freigebenden Apana-Energie zu verstärken, können Sie Ihren Partner oder eine Freundin bitten, Ihre Arme und Beine beim Ausatmen nach unten hin auszustreichen.

VORSICHT: IN DER SCHWANGERSCHAFT UND BEI DER GEBURT NICHT DEN ATEM ANHALTEN.

DEN ATEM VERWURZELN

»Durch die regelmäßige Praxis von Mula Bandha erreicht man eine Vereinigung von Prana und Apana. Unreinheiten nehmen beträchtlich ab, und sogar die Alten werden jung.«

Hatha Yoga Pradipika, 3,65

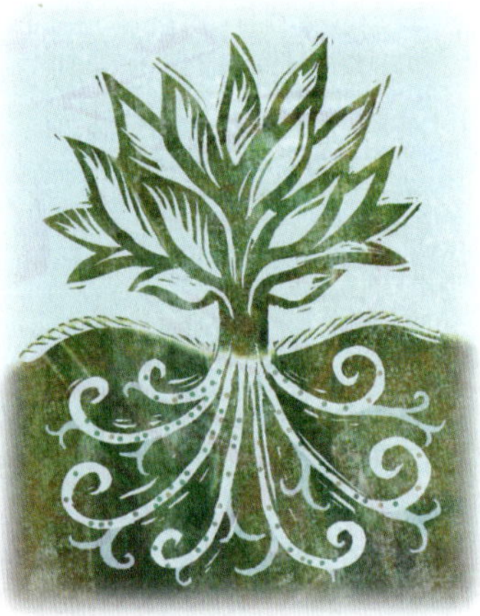

Mula Bandha, auch Wurzelverschluss genannt, ist eine yogische Technik, die den Energiehaushalt erheblich beeinflussen kann. Der Verschluss hemmt den Strom der Energie nach unten, wodurch die Energie an der Basis des Rumpfs – dem Sitz von Apana – zurückgehalten wird. Zugleich erlaubt diese Technik unserem Energiesystem, gleich einer Wurzel Nährstoffe aus der Erde nach oben zu ziehen. Beim Durchführen der Übung lenken Sie die abwärts gerichtete Apana-Energie hinauf zum Herzchakra (*siehe Seite 25*). Mit etwas Praxis hilft Ihnen dies dabei, mehr Wohlgefühl, Selbstsicherheit sowie Mut und innere Stärke zu entwickeln, und es gibt dem Körper eine straffe physische Basis.

Bei Männern resultiert der Wurzelverschluss aus der Kontraktion der Muskeln um den Damm (Perineum), der in der Mitte zwischen dem Anus und den Genitalien liegt. Frauen spüren die Kontraktion meist mehr um den Ansatz der Zervix (Gebärmutterhals). Mula Bhanda muss regelmäßig und bewusst geübt werden, da wir es nicht gewohnt sind, die Kontraktion in solchen präzisen Bereichen zu isolieren und länger zu halten. Falls Sie anfangs den Zug nicht spüren können, erzwingen Sie nichts: Üben Sie einfach langsam und regelmäßig, bis Ihre Muskeln gemeinsam mit Ihrer geistigen Entschlossenheit stärker werden. Es ist auch eine hervorragende Übung nach der Geburt und eignet sich ferner zur Steigerung der Blasenkontrolle als Vorbeugung gegen Inkontinenz.

WURZELVERSCHLUSS
MULA BANDHA

Wählen Sie eine angenehme Sitzhaltung, vorzugsweise mit überkreuzten Beinen (*Seiten 35–37*). Um sicherzustellen, dass die Knie tiefer als die Hüften sind und am Boden aufliegen, legen Sie bei Bedarf ein Kissen unter das Gesäß. Falls Ihnen nicht ganz klar ist, welche Muskeln kontrahiert gehören, setzen Sie sich in die gewählte Position und legen kurz einen Tennisball unter das Perineum. Ziehen Sie nun die Muskeln hoch und vom Ball weg. Vor der Übung entfernen Sie den Ball wieder.

1 Setzen Sie sich mit geradem Rücken hin, schließen Sie sanft die Augen und den Mund, und atmen Sie einige Zeit tief durch die Nase ein und aus.

2 Wenn Sie bereit sind, atmen Sie nochmals tief durch die Nase ein und halten die Luft an. Als Anfänger halten Sie den Atem etwa 5 Sekunden an. Mit zunehmender Praxis erhöhen Sie die Zeit der Atemverhaltung und halten die Luft so lange an, wie Ihnen angenehm ist.

3 Beim Anhalten der Luft kontrahieren Sie nun so fest wie möglich den Sphinkter des Anus (oder Schließmuskel). Setzen Sie dabei gleichermaßen Ihre körperliche Stärke, geistige Entschlossenheit und Vorstellungskraft ein, um den Beckenboden in Richtung Brust zu ziehen, und stellen Sie sich dabei vor, Energie aus dem Schambein, Perineum und Anus hochzuziehen. Stellen Sie sich vor Ihrem geistigen Auge vor, wie diese Energie die Wirbelsäule nach oben strömt und sich im Herzbereich mit den anderen Energien vereinigt.

4 Wenn Sie bereit sind, lösen Sie die Kontraktion wieder und atmen durch die Nase aus. Warten Sie einige Momente, bevor Sie die Übung wiederholen. Üben Sie täglich 3- bis 5-mal. Wenn Sie die Technik beherrschen, können Sie diese beim Anhalten des Atems in der Wechselatmung einsetzen (*Seite 55*).

VORSICHT: IN DER SCHWANGERSCHAFT ODER MENSTRUATION UND BEI VERSTOPFUNG MEIDEN.

DIE ATEMLEITER HOCHKLETTERN

Im Kontrast zum sonst kontinuierlichen Atemfluss enthält die Unterbrochene Atmung gegenüber Pausen. Sie arbeitet gegen die etablierte Ordnung, um ihre Wirkung zu erreichen, so wie eine Kopfmassage Ihr Haar aufwühlt und Druck einsetzt, um Sie zu beruhigen und Druck zu lösen. Bei dieser Übung massieren Sie die inneren Organe mit dem Atem und gewinnen mehr Kontrolle über die physischen Atemmechanismen. Diese erhöhte Kontrolle steigert die Apana-Energie und damit Ihre Fähigkeit, den Körper von Giftstoffen zu reinigen.

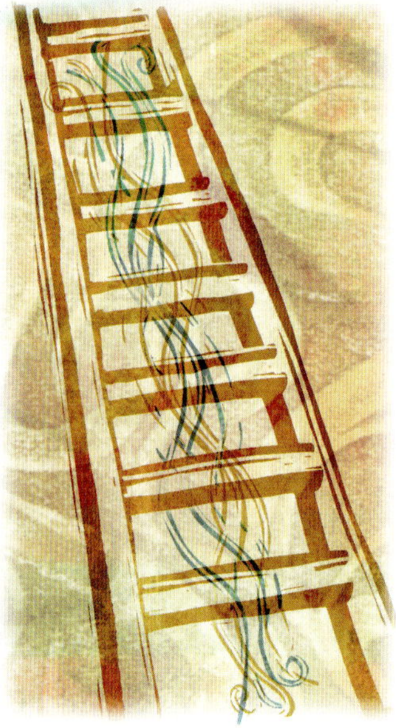

Sie können sich bei dieser Übung vorstellen, Sie würden mit dem Atem eine Leiter hochklettern und auf jeder Sprosse kurz rasten, bevor Sie die nächste erklimmen. Sobald Sie die Übung beherrschen, können Sie damit ein wenig »spielen«. Probieren Sie eine Zickzack-Version der Unterbrochenen Atmung: auf 2 Zählschritte einatmen und auf 1 ausatmen, so lange, bis die Lunge gefüllt ist. Dann auf 2 Zählschritte aus- und auf 1 einatmen, bis die Lunge wieder leer ist. Für viele ist es mit dieser Technik leichter, die Lunge komplett zu leeren, als durch normales Atmen.

HABEN SIE PROBLEME, BEIM ATMEN ZU ZÄHLEN?

Eventuell lenkt Sie das Zählen vom Atmen ab. Vielleicht spannt es Sie mental an, oder Sie vergessen, wo Sie waren. Es ist nicht wirklich wichtig, präzise zu sein, also zögern Sie nicht, das Zählen etwas lockerer zu nehmen und als Richtwert zu verstehen.

UNTERBROCHENE ATMUNG
VILOMA

Eine Sitzhaltung wählen (*Seiten 35–37*) und dann die erste Stufe der Übung durchführen, bis Sie sie beherrschen, danach zur zweiten Stufe übergehen. Falls Sie müde oder angespannt werden, auf den Rücken legen und entspannen.

STUFE 1: BEIM EINATMEN HOCHSTEIGEN

1 Gerade hinsetzen, Mund sanft schließen und einige Minuten langsam durch die Nase atmen. Wenn Sie bereit sind, atmen Sie vollständig aus.

2 1–2 Sekunden einatmen, dann den Atem 1–2 Sekunden anhalten. Lassen Sie den Bauch nicht schlaff werden, halten Sie das Zwerchfell in Position.

3 Weitere 1–2 Sekunden einatmen und dann pausieren. Atmen Sie weiter auf diese Art und Weise ein, bis die Lunge voll ist. Das kann sich mit Pausen über vier bis fünf »Sprossen« hinziehen. Ein komplettes Einatmen bei normaler entspannter Atmung dauert etwa 5 Sekunden. Da Sie den Atem nun alle 1–2 Sekunden unterbrechen, werden es in diesem Fall etwa 15–20 Sekunden sein.

5 Wenn Sie fertig eingeatmet haben, atmen Sie langsam und tief durch die Nase aus und entspannen allmählich das Zwerchfell. Das schließt einen vollen Durchgang ab. Probieren Sie 7–10 Durchgänge pro Tag.

STUFE 2: BEIM AUSATMEN HINABSTEIGEN

6 Komplettieren Sie Stufe 1 wie oben beschrieben. Nun 1–2 Sekunden ausatmen, dann pausieren und den Atem 1–2 Sekunden anhalten. Das Zwerchfell während der Pause straff halten. Dann 1–2 Sekunden ausatmen und pausieren.

7 Atmen Sie weiter in dieser Weise aus, bis die Lunge leer ist. Das mag sich über vier oder fünf »Stufen« ziehen. Ein vollständiges Ausatmen in der normalen, entspannten Atmung dauert etwa 10 Sekunden. Da Sie nun das Ausatmen alle 1–2 Sekunden unterbrechen, wird es in diesem Fall etwa 20–30 Sekunden dauern, um vollständig auszuatmen. Versuchen Sie, täglich 7–10 Durchgänge zu üben und dann kurz zu entspannen.

NEGATIVE GEDANKEN ELIMINIEREN

Der reinigende Atem lässt sich zum Vertreiben von negativen Gedanken und Handlungen einsetzen. Bei dieser Technik visualisieren Sie Ihre Apana-Energie, wie sie frei durch die Wirbelsäule fließt, als würden Sie eine Atemübung praktizieren. Visualisierungen sind mehr als nur wunscherfüllte Gedanken oder Tagträume. Sie können damit positive Bilder im Geist erschaffen. Je stärker diese positiven mentalen Eindrücke sind, desto mehr unterstützen Sie den Geist, sich von vergangenen Traumata zu lösen und einen mentalen »Raum« zu öffnen, der Veränderung und die Entwicklung einer positiven Lebenseinstellung ermöglicht.

Die Wirbelsäulenatmung reinigt den Geist, die Emotionen und das Nervensystem. Es heißt, sie erhöhen die im Körper zirkulierende Energiemenge und lassen Sie einen tiefen Zustand der Meditation erreichen. Wenn Sie diese Atemübung ausführen, können Sie die Aufmerksamkeit auf eines der sieben Energiezentren oder Hauptchakras lenken, die sich entlang der Wirbelsäule befinden: das Wurzelchakra am Wirbelsäulenansatz; das Sakralchakra unter dem Nabel, das Solarplexuschakra, Herzchakra, Kehlchakra, Stirnchakra und Kronenchakra an der Kopfkrone (*Seite 25*). Oder Sie erlauben der Apana-Energie, die Sie visualisieren, willkürliche Formen, wie eine Spirale oder einen Achter, zu bilden.

ENTGIFTENDE PFLANZEN

Gewisse Topfpflanzen, besonders jene mit großen Blättern, verbessern die Qualität der Raumluft, da sie Sauerstoff abgeben, Schadstoffe (etwa Benzol, Formaldehyd) filtern und die Luftfeuchtigkeit erhöhen. Sie sollten mindestens zwei Pflanzen je 30 Quadratmeter haben. Besonders nützlich sind: Grünlilien, Chrysanthemen, Drachenbaum, Zwerg-Dattelpalme, Schwertfarne, Efeutute, Aronstabgewächse, Efeu, Echte Aloe, Philodendron, Gummibaum und Ficus benjamina. Wenn Sie nicht bei offenem Fenster schlafen, stellen Sie die Pflanzen aus dem Schlafzimmer, da diese in der Nacht Sauerstoff aufnehmen.

WIRBELSÄULENATMUNG

Sie können diese Übung vor dem Meditieren machen. In diesem Fall bleiben Sie sitzen und beginnen sofort danach mit der Meditation.

1 Einen bequemen Sitz wählen (*Seiten 35–37*), Rücken aufrichten und das Gewicht gleichmäßig auf beide Körperhälften verteilen. Den Mund sanft schließen und ein paarmal durch die Nase atmen, bis Geist und Körper ruhig werden.

2 Augen schließen und im Geist den Atem beobachten. Lenken Sie nun das volle Bewusstsein auf das Körperinnere. Stellen Sie sich den Körper vollkommen leer vor: Ihre Haut ist lediglich mit schwereloser, durchsichtiger Luft gefüllt. Der einzige feste Körperteil ist Ihr größtes Organ – die Haut.

3 Nun stellen Sie sich vor, nicht nur mit den Nasenlöchern zu atmen, sondern durch jede einzelne Pore Luft einzusaugen. Beim Einatmen durch alle Poren dehnt sich der innere Raum aus. Fühlen Sie dieses zarte Gefühl der Expansion, als wären Sie ein Luftballon. Spüren Sie beim Ausatmen, wie sich Ihr innerer Raum zusammenzieht, um all das auszustoßen, was Sie nicht mehr brauchen. Stellen Sie sich die Millionen winziger Poren vor, die gleichzeitig jegliche Schadstoffe und negativen Gefühle, Empfindungen und Gedanken ausstoßen.

4 Nun nehmen Sie in dem leeren Innenraum eine weiße schlauchartige Röhre wahr, die vom Kopf bis zum Ansatz der Wirbelsäule führt. Folgen Sie mit dem Atem dem Verlauf der Röhre. Stellen Sie sich beim Einatmen ein strahlendes Licht vor, das die Röhre hinaufwandert. Beim Ausatmen nehmen Sie eine Lichtströmung nach unten wahr. Dieses nach unten wandernde Strahlen ist Apana – Ihr reinigender Atem.

5 Konzentrieren Sie sich nun hauptsächlich auf das Ausatmen. Beobachten Sie bei jedem Ausatmen das abwärts fließende Licht, das zunehmend mehr Raum einnimmt. Lassen Sie alles Negative – sei es körperlich, geistig oder emotional – von dieser Lichtflut nach unten aus Ihrem Körper schwemmen. Lassen Sie die Schadstoffe vor Ihrem geistigen Auge durch die Poren entweichen. Setzen Sie diese Übung etwa 5 Minuten lang fort. Dann entspannen Sie sich und öffnen langsam die Augen. Wiederholen Sie die Übung täglich, und erhöhen Sie mit der Erfahrung auch die Dauer dieser Atemvisualisierung.

APANA-ÜBUNGSSEQUENZ

DER MONDGRUSS

Apana ist im Körper die Energie der Geburt, im Universum ist sie die Energie des Sonnenuntergangs und des Herbstes. Der Mondgruß – eine lange Yoga-Aufwärmsequenz – kultiviert die beruhigende und verjüngende Qualität des Loslassens, die mit Apana Vayu, dem reinigenden Atem, assoziiert wird, und gleicht zudem die dynamische Energie von Prana Vayu, dem vitalisierenden Atem, aus. Der Mondgruß hat eine tiefgreifende Wirkung auf Körper und Geist und sorgt auf der physischen, psychischen und geistigen Ebene für mehr Balance in Ihrem Leben. Versuchen Sie, die Sequenz zumindest zweimal pro Tag zu machen. Beugen Sie sich bei Schritt 3 im ersten Durchgang nach rechts und im zweiten Durchgang nach links. Mit fortschreitender Praxis können Sie Ihr Übungspensum auf 16 Durchgänge pro Tag erhöhen.

DER MONDGRUSS

Diese Sequenz eignet sich am besten zum Aufwärmen für eine nachmittägliche oder abendliche Yogapraxis. Sie zeigt bei jedem gute Wirkung. Frauen hilft sie besonders während der Menstruation, Schwangerschaft und Menopause, da die tiefe Hocke erdet.

1 **Stellen Sie sich aufrecht hin. Die Füße sollten etwa 5–10 cm voneinander entfernt und das Gewicht sollte gleichmäßig auf beide Füße verteilt sein. Die Arme hängen locker neben dem Körper herab. Die Lippen sind entspannt geschlossen. Nun ein paarmal durch die Nasenlöcher ein- und ausatmen, während Sie sich geistig auf den Anfang der Sequenz vorbereiten.**

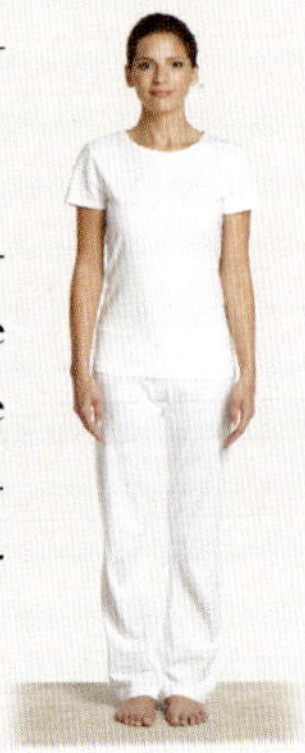

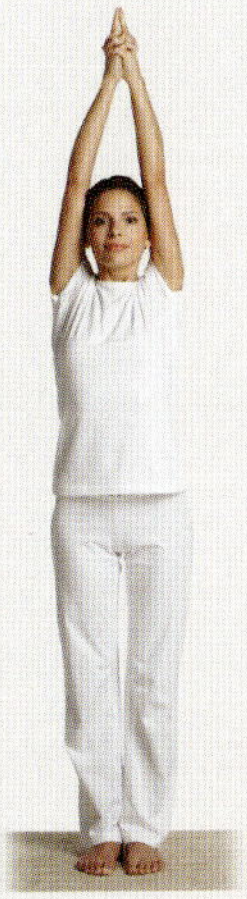

2 Einatmen, Arme strecken und seitlich in einem Bogen über den Kopf heben. Wenn die Hände einander berühren, Finger verschränken und die Zeigefinger lösen, so dass diese nach oben deuten. Ellbogen strecken und die Arme möglichst hinter die Ohren führen. Mit dem ganzen Körper nach oben wachsen, das Kinn gerade halten und nicht zur Brust neigen.

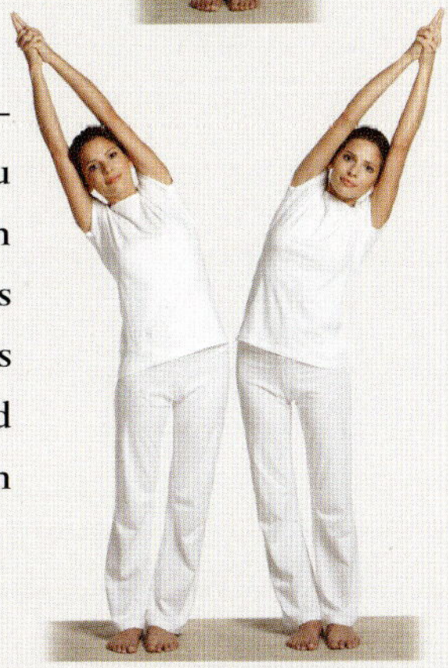

3 Die Aufwärtsdehnung beibehalten. Ausatmen und den Oberkörper nach rechts neigen, um in eine Seitendehnung zu gehen, die an einen Halbmond erinnert. Die linke Hüfte nach links drücken, doch parallel führen und nicht verdrehen. Das Gewicht soll gleichmäßig auf beiden Füßen lasten und das Kinn immer gerade sein. Das ist der Halbmond: einatmen und in die Mitte zurückkehren; ausatmen und die Dehnung nach links wiederholen; einatmen und wieder zur Mitte kommen.

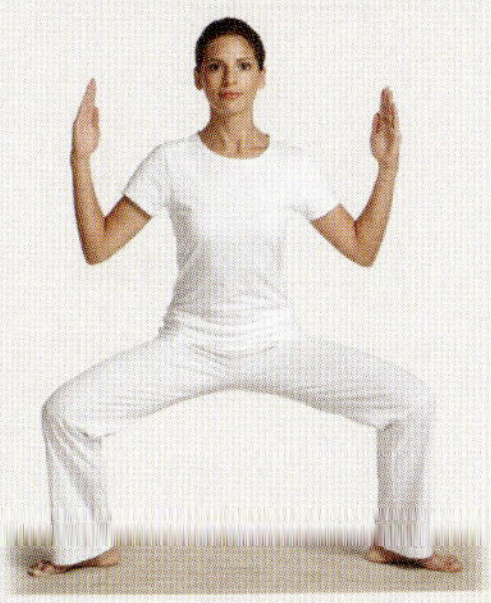

4 Stark ausatmen, mit dem rechten Fuß einen weiten Schritt zur Seite machen, so dass die Füße weiter als die Hüften gegrätscht sind. Die Zehen 45 Grad ausdrehen. Die Knie beugen und dabei das Gesäß senken. Darauf achten, dass der Rücken gerade bleibt und das Steißbein nach unten zieht. Das ist die Kali-Hocke. Die Knie nicht nach innen hängen, sondern über den Füßen lassen. Zugleich die Hände lösen, die Ellbogen beugen und die Arme senken. Die Ellbogen auf Linie mit den Armen unter die Schultern sinken lassen (also nicht vor oder hinter den Körper bringen) und mit nach oben zeigenden Fingern und nach innen weisenden Handflächen den Hals und das Gesicht umrahmen.

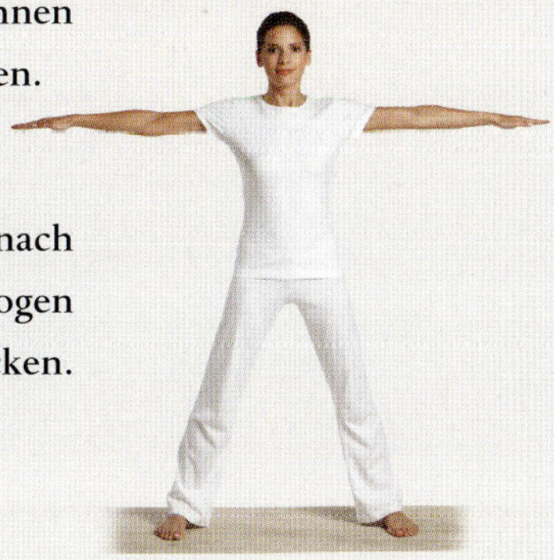

5 Einatmen, die Knie strecken und dann die Füße wieder nach vorn drehen und parallel zueinander hinstellen. Ellbogen strecken und die Arme aus den Schultern zur Seite strecken. Die Schultern bleiben dabei unten. Das ist der Seestern.

6 Ausatmen, den rechten Fuß 90 Grad ausdrehen und den linken Fuß leicht nach innen drehen. Die Arme seitlich aus den Schultern gestreckt lassen. Dann Arme und Oberkörper möglichst weit nach rechts ziehen, aus der Hüfte beugen und die rechte Hand zum rechten Schienbein oder Fuß führen. Die Arme sollten eine gerade Linie bilden. Nun zur oberen Hand blicken. Das ist das Dreieck.

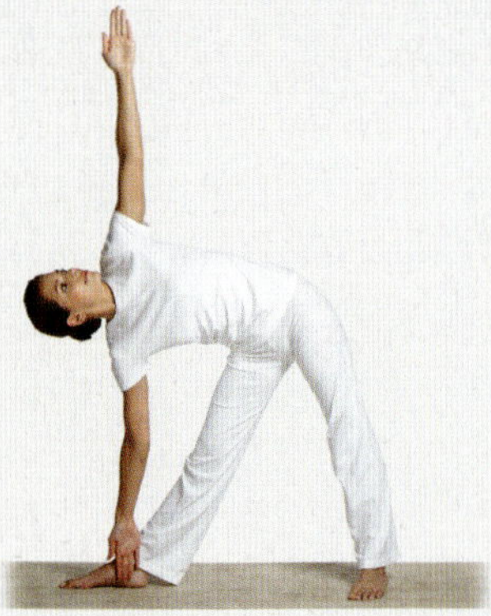

7 Einatmen und dann beim Ausatmen das Gesicht nach rechts drehen. Den hinteren Fuß so drehen, dass beide Füße parallel stehen und der rechte Fuß vorn ist. Die Hüften gerade halten. Den ganzen Rumpf nach rechts drehen und beide Hände (falls möglich) neben den rechten Fuß auf den Boden legen; sonst mit den Händen das Fußgelenk oder Schienbein umfassen. Kopf zum linken Schienbein ziehen und Knie strecken. Das ist die Läufer-Dehnung.

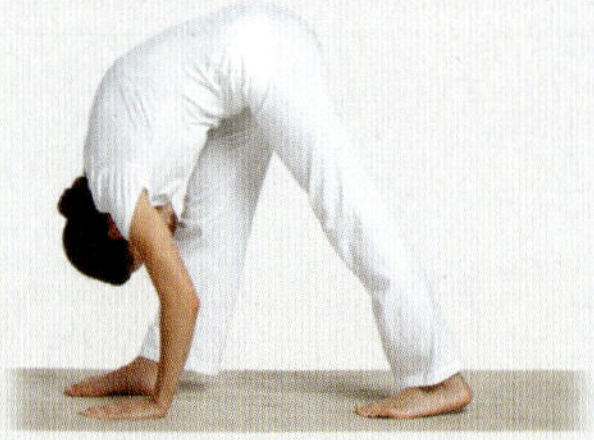

8 Einatmen, die Knie beugen, das hintere (linke) Knie auf den Boden legen und die Zehen aufgestellt lassen. Die Hände links und rechts neben den vorderen (rechten) Fuß setzen. Nach vorn und oben blicken. Das nennt man Ausfallschritt.

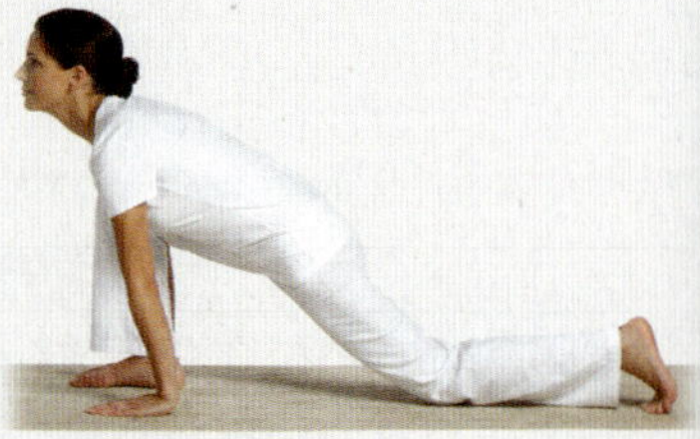

9 Ausatmen, nach vorn schwenken und beide Hände vor den rechten Fuß legen. Darauf achten, dass die Fersen am Boden bleiben. Versuchen Sie, das rechte Knie direkt über dem Fuß zu lassen. Den linken Fuß so weit ausdrehen, bis er auf der Ferse ruht und die Zehen nach oben weisen.

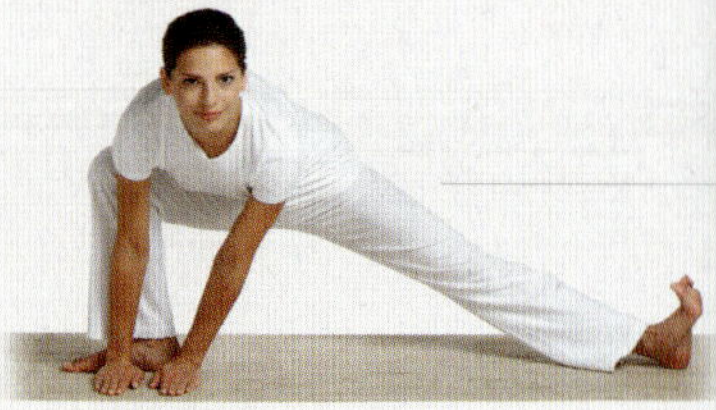

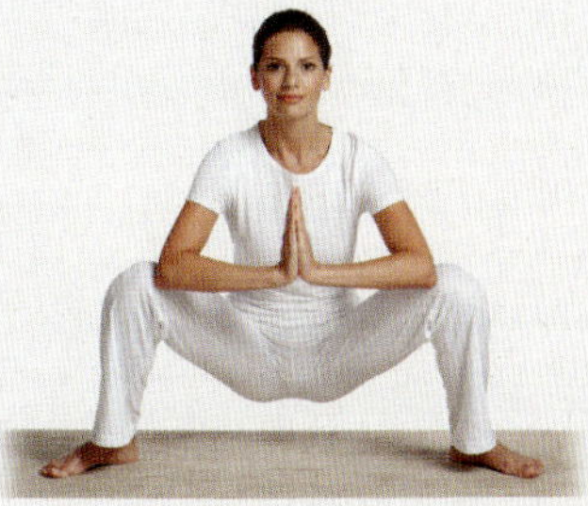

10 Einatmen und mit den Händen zur Mitte wandern. Beide Füße flach auf den Boden stellen und die Zehen 45 Grad ausdrehen (wie bei der Kali-Hocke, Schritt 4). Die Ellbogen beugen und die Hände in der »Gebetsgeste« vor der Brust falten. Darauf achten, dass der Rücken in dieser tiefen Hocke möglichst gerade bleibt.

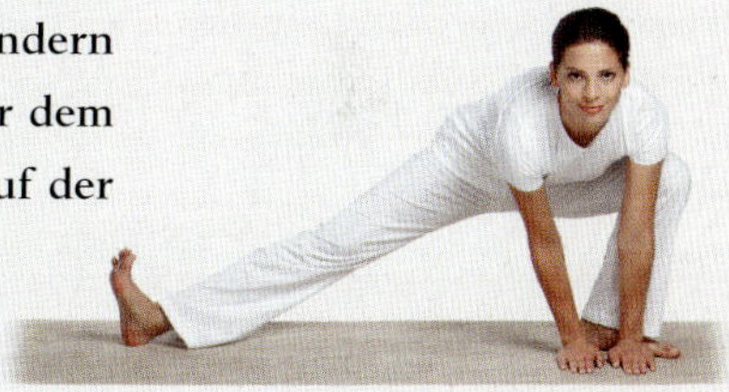

11 Die Hände wieder auf den Boden legen. Ausatmen, mit den Händen nach links bis vor den linken Fuß wandern und dort abstützen. Das Knie möglichst genau über dem Fuß lassen. Dann den rechten Fuß drehen, bis er auf der Ferse aufliegt und die Zehen nach oben deuten.

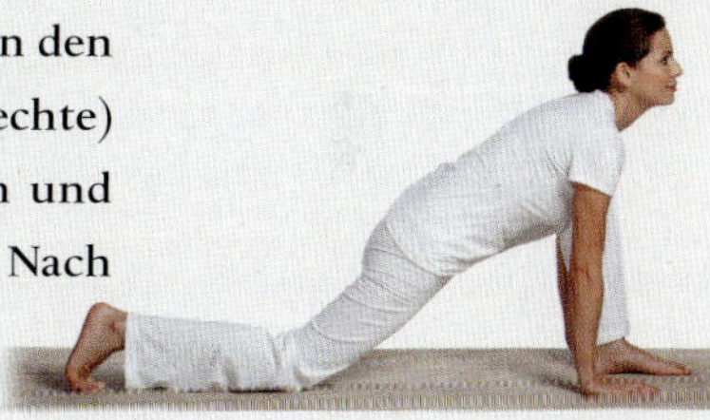

12 Einatmen, das Gesicht zum linken Fuß drehen und in den Ausfallschritt (*Schritt 8*) zurückkehren. Das hintere (rechte) Knie am Boden abstützen, Zehen aufgestellt lassen und beide Hände neben den vorderen (linken) Fuß legen. Nach vorn und oben blicken.

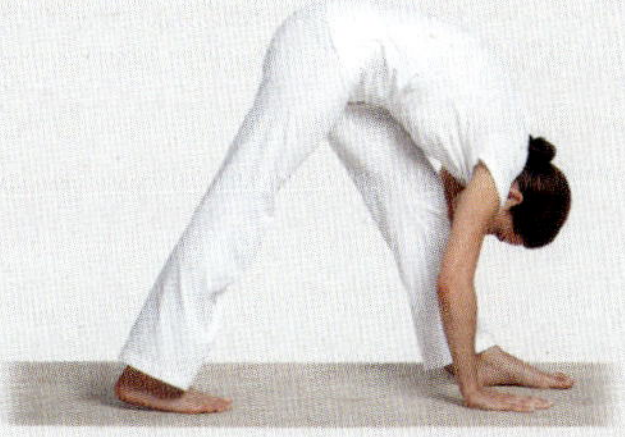

13 Ausatmen und dabei die Knie so weit wie möglich strecken. Darauf achten, dass die Hüften gerade bleiben, die Füße parallel sind und der linke Fuß vorn ist. Versuchen Sie, beide Hände (wenn möglich) links und rechts neben den linken Fuß zu legen. Ist das nicht möglich, Schienbein oder Fußgelenk mit beiden Händen umfassen. Den Kopf zum linken Schienbein hinunterziehen.

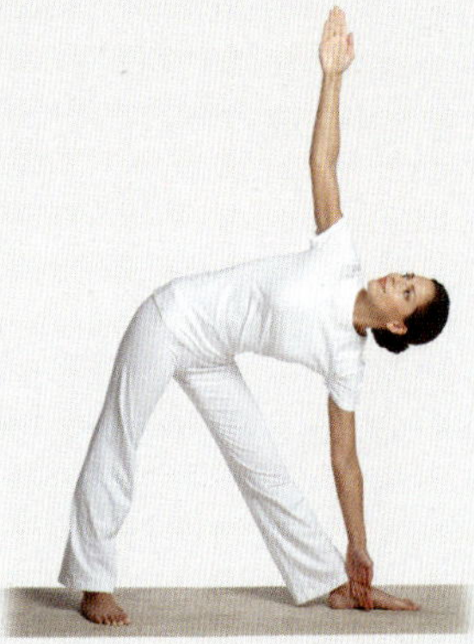

14 Einatmen, den rechten Arm heben und den Oberkörper nach oben drehen, um wieder ins Dreieck (Schritt 6) zu kommen. Die linke Hand vor den linken Fuß oder das linke Schienbein bringen. Mit den Armen eine Gerade bilden und zur oberen Hand blicken.

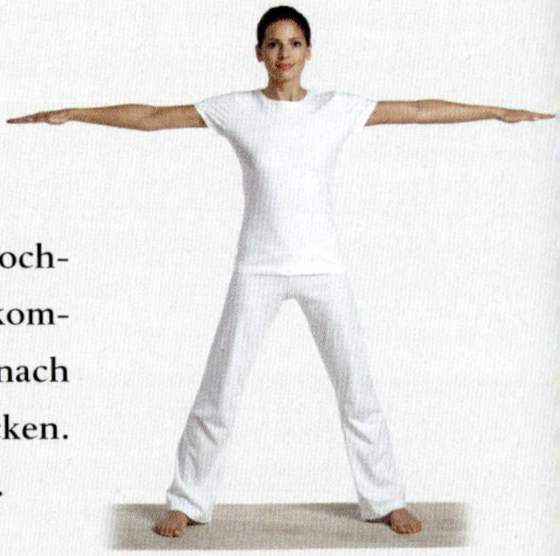

15 Ausatmen und sich beim Einatmen vom rechten Arm hochführen lassen, um wieder in den Seestern (Schritt 5) zu kommen. Den linken Fuß so drehen, dass beide Füße parallel nach vorn weisen. Beide Arme auf Schulterhöhe zur Seite strecken. Die Schultern sollen dabei entspannt und gesenkt bleiben.

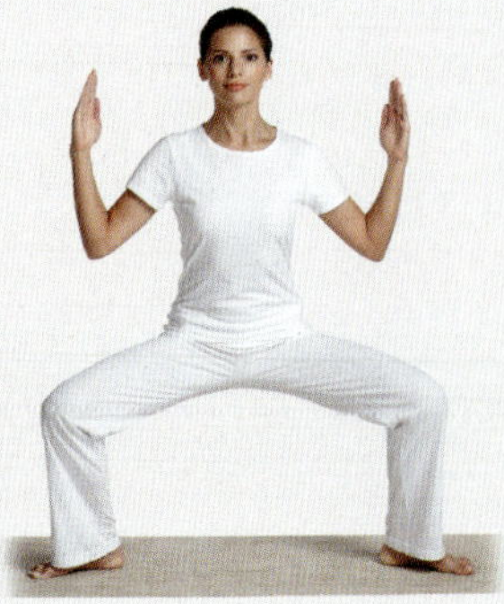

16 Stark ausatmen, die Zehen wieder 45 Grad ausdrehen und erneut die Knie und Ellbogen beugen, um in die Kali-Hocke zu gehen (wie in Schritt 4 beschrieben). Darauf achten, dass der Rücken gerade bleibt, das Steißbein zum Boden zieht und die Knie über den Füßen liegen.

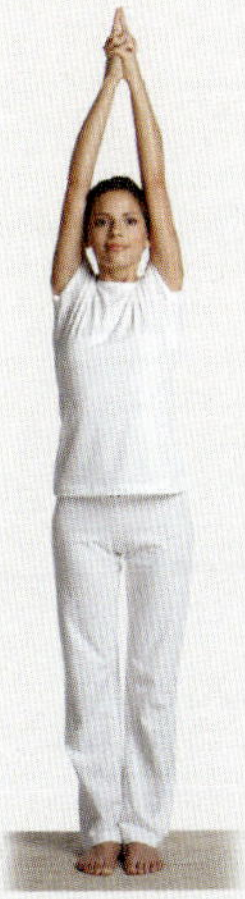

17 Einatmen und Arme und Beine strecken, um wieder in den Stand zu kommen, und die Füße fast schließen. Arme seitlich in einem Bogen gestreckt über den Kopf führen und die Arme an die Ohren legen (wie in Schritt 2). Die Hände verschränken, die Zeigefinger lösen, so dass diese nach oben deuten.

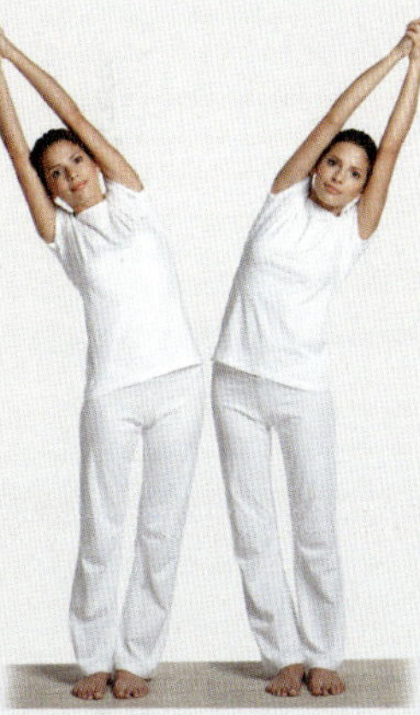

18 Ausatmen und nach rechts in den Halbmond neigen (wie in Schritt 3). Einatmen und wieder hoch aufgerichtet ins Zentrum kommen. Ausatmen und nach links in die halbmondförmige Seitdehnung gehen. Einatmen und wieder zur Mitte kommen. Darauf achten, das Gewicht immer gleichmäßig auf beide Füße zu verlagern.

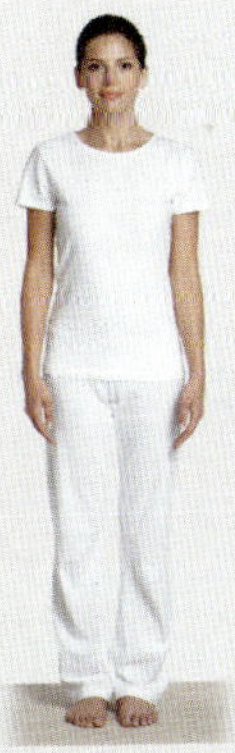

19 Ausatmen, die Hände lösen, die Arme seitlich nach unten gleiten lassen und wieder in die Ausgangsposition kommen: aufrecht stehen und die Arme seitlich locker herabhängen lassen. Das ist ein Durchgang der Mondgruß-Sequenz. Beim nächsten Durchgang beginnen Sie in Schritt 3 und 18 jeweils mit links.

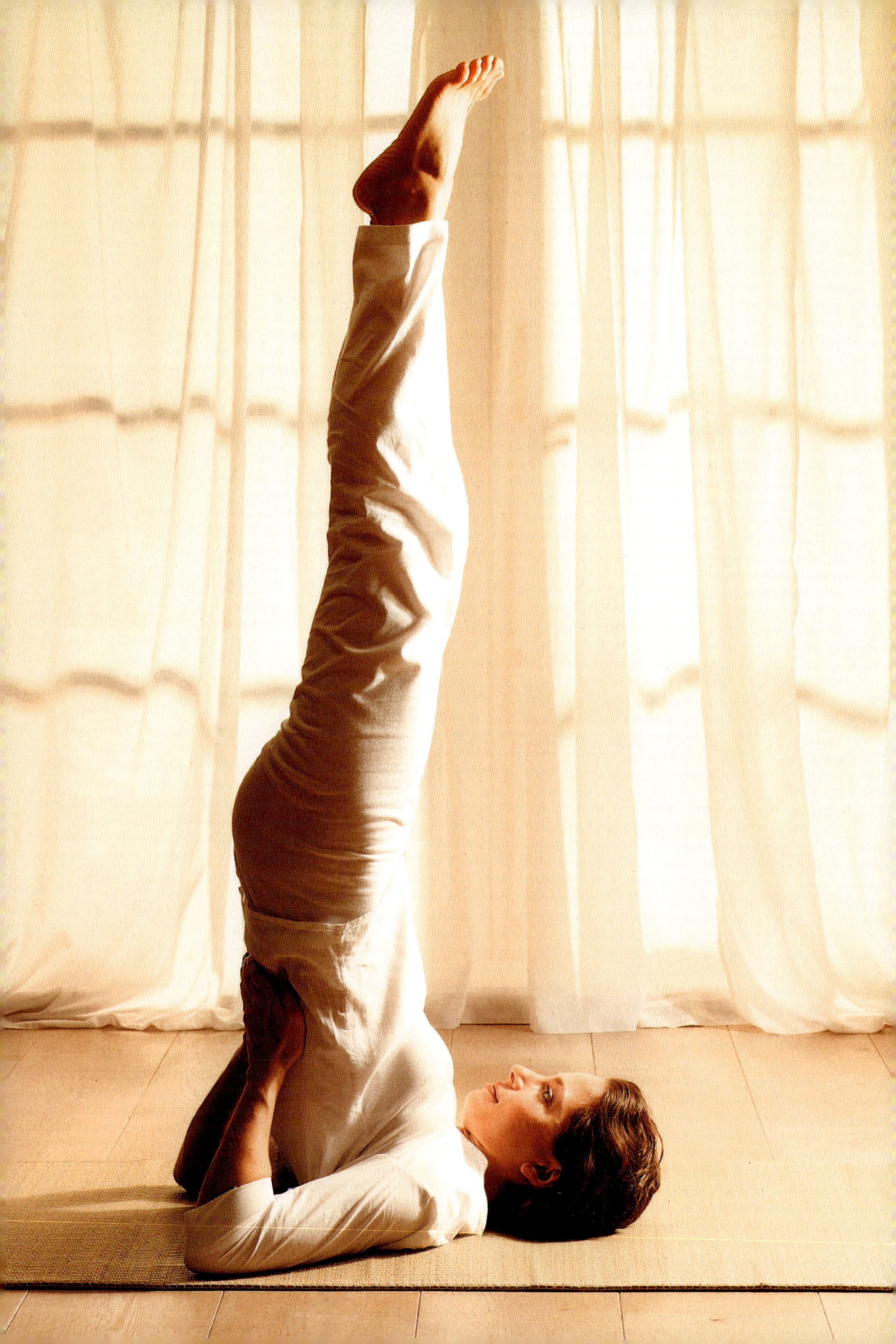

KAPITEL 6

DER EXPRESSIVE ATEM

UDANA VAYA

Udana Vayu, der Sanskritname für den expressiven Atem, bedeutet wörtlich übersetzt »aufwärtsstrebender Wind«. Die Energie, die diesen Teil des Ausatmens steuert, entspringt dem Solarplexus und gewinnt bei ihrem Anstieg zur Kehle an Kraft. Diese letzte der fünf Umwandlungsformen der feinstofflichen Energie im Körper hat transformierende Qualität. Die alten Yogaschriften lehren, dass Udana Vayu auf der körperlichen Ebene das Wachstum, den Körperbau und das Stand- und Bewegungsvermögen regiert, während sich die expressive Energie emotional durch Enthusiasmus und Willenskraft zeigt, die Stimme stärkt und uns die Fähigkeit schenkt, uns in der uns eigenen Weise auszudrücken. Das folgende Kapitel bietet Atemübungen, die den expressiven Atem ruhiger und rhythmischer machen. Die damit erreichte Stärkung von Udana Vayu hilft Ihnen nicht nur, auszudrücken, wer Sie jetzt sind, sondern auch herauszufinden und zu artikulieren, wer Sie in Zukunft sein wollen.

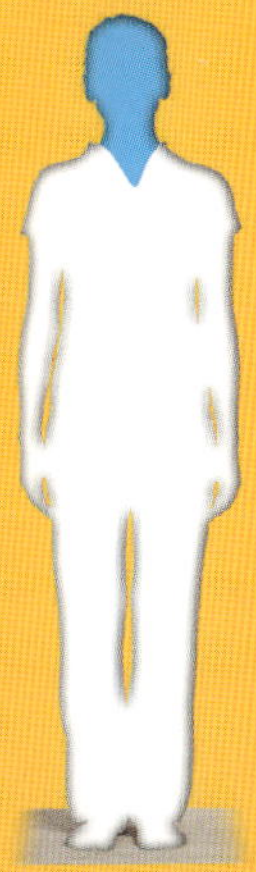

Die am stärksten von Udana Vayu durchdrungene Körperregion

DIE INSPIRIERENDE ENERGIE ANZAPFEN

Stellen Sie sich ein letztes Mal Ihren Körper als Fabrik vor. Udana Vayu wäre dann der Kreativdirektor und Sprecher der Firma, der darauf achtet, dass die Energie gleichmäßig in die richtigen Kanäle verteilt wird, um effektiv mit der Außenwelt zu kommunizieren. Der expressive Atem leitet auch die Energie des verbrannten Treibstoffs in die zweckdienlichen Körperkanäle, bestimmt, welche Produkte Sie herstellen, und überprüft deren Qualität.

Auf körperlicher Ebene ist der Zweck der Atmung, die Zellen mit Sauerstoff zu versorgen, um deren Treibststoff, die aufgenommene Nahrung, zu verbrennen. Dieser Stoffwechselvorgang wird oft als »innere Atmung« oder »Zellatmung« bezeichnet. Wenn die diversen im Essen enthaltenen Nährstoffe auf diese Art oxidiert werden, wird im Körper von den Zellen Energie (und Kohlendioxid) freigesetzt. Hauptziel der Atemübungen ist, die Zellatmung durch die Steigerung der intrazellulären Verbrennung anzuregen. Alle Atemübungen steigern die innere Hitze.

Zusätzlich beleben die Atemübungen durch die Verbesserung der Körperhaltung. Udana Vayu regiert die Körperrückseite und die Muskulatur, daher versorgt diese Energie die Nackenmuskeln mit der nötigen Kraft, um das nicht unbeträchtliche Gewicht des Kopfes zu tragen – ohne Udana wären wir nicht fähig, aufrecht zu stehen. Fließt Ihre Udana-Energie frei und ungehindert, so stehen und bewegen Sie sich mit Leichtigkeit und könnten sogar manchmal das Gefühl haben, auf Luft einherzuschreiten.

Die Übungen in diesem Kapitel dienen dazu, den physischen Leib mit dem Energiekörper stärker in Einklang zu bringen. Im Yoga heißt es, dass, sobald auf Zellniveau Energie freigesetzt wird, der expressive Atem Ihnen helfen kann, sich in jeder von Ihnen gewünschten Art zu manifestieren – physisch oder mental, emotional oder spirituell. Denn Udana repräsentiert Ihre Fähigkeit, zu wachsen und sich in jedem Lebensbereich zu verändern. Wenn Sie den Atem durch die Praxis dieser Atemübungen unter

MIT DER UDANA-ENERGIE ARBEITEN

Stellen Sie sich bei den Atemübungen in diesem Kapitel die folgenden Fragen. Sie helfen Ihnen, herauszufinden, wie Sie den Fluss der transformierenden Kraft der Udana-Energie am besten anregen können.

- *Drücke ich mich offen und ehrlich aus? Spiegeln meine Worte meine Gedanken und Handlungen wider? Oder verschwende ich meinen expressiven Atem für Tratsch und Small Talk?*
- *Neige ich zum übermäßigem Reden, was mich ablenkt und nur schwer Ruhe finden lässt?*
- *Ist meine Stimme klar, kräftig und melodiös?*
- *Ist mein Leben voll sinnloser Aktivität? Kann ich meine Handlungen besser fokussieren?*
- *Handle ich oft gedankenlos? Wie kann ich das mit einem Gefühl der Erdung ausgleichen?*
- *Betrachte ich mein Leben als Reise? Wenn ja, welche neuen Richtungen tun sich auf?*
- *Wenn etwas schiefgeht, stelle ich mich der Herausforderung oder verliere ich die Hoffnung?*
- *Erlaube ich mir, zu wachen und mich positiv zu verändern?*
- *Mache ich das beste aus den verfügbaren Ressourcen? Wie kann ich sie besser nutzen?*
- *Wie inspiriert fühle ich mich? Habe ich die Energie, meine Ideen umzusetzen?*

bewusste Kontrolle bringen, so steigert das Ihr Selbstbewusstsein, da die Udana-Energie gestärkt wird. Damit wächst Ihre Fähigkeit, sich offen auszudrücken und Ihre Kreativität zu manifestieren. Dann können Sie emotionale Bedürfnisse klar und ohne Angst vor der Meinung anderer äußern und lassen sich nicht mehr von Ihren Gefühlen überrollen.

Ihre Udana Energie ist der Schlüssel zur Entwicklung von Körper und Geist sowie zur Herausbildung Ihres Bewusstseins. Nähren Sie sie daher mit Umsicht. Die wichtigste Atemübung in diesem Buch mag jene sein, eine Pause zu machen und einmal tief durchzuatmen, bevor Sie sprechen oder auf etwas reagieren, und nichts zu tun, bevor Sie dazu fähig sind, klar zu sagen, was Sie brauchen und was Sie ausdrücken wollen – und das möglichst ehrlich. Den Atem auf diese Weise einzusetzen verleiht Ihren Worten Kraft und macht Ihre Gespräche gehalt- und sinnvoller.

UDANA-VISUALISIERUNG: DIE ENERGIE SPRECHEN LASSEN

Udana, die expressive, aufwärtsströmende Form der subtilen Energie, beeinflusst am stärksten Kopf und Hals. Das ist der Sitz des Vishuddha Chakra (*Seite 25*), des Energiezentrums, das die Kommunikationsgabe regiert und Sie befähigt, zu dem zu stehen, woran Sie glauben, und Ihre Träume zu verwirklichen. Als Energie des Selbstausdrucks manifestiert sich der Udana-Atem durch die Laute, die aus Ihnen kommen – jedes Ausatmen ist von einer Schwingung begleitet, die Ihnen Ihre einzigartige Stimme verleiht. Doch die Udana-Energie nährt nicht nur das Sprechen, sondern auch die hinter den Worten stehenden Gedanken. Die Steigerung Ihrer expressiven Energie mit der Atemvisualisierung gegenüber hilft Ihnen nicht nur, wortgewandter und verständlicher zu werden, sondern macht Ihre Stimme zu einem Medium für transformierende Gedanken, die Sie wachsen lassen und in Ihnen eine Veränderung zum Guten auslösen. Die Stärkung der Udana-Energie hilft Ihnen auch, sich durch andere Medien auszudrücken, und kann Ihr verborgenes kreatives Potenzial in vielen Ausdrucksbereichen zu Tage bringen.

Beginnen Sie wie bei allen Atemtechniken langsam, und üben Sie regelmäßig, doch nicht zu extrem, da ein Übermaß an Udana-Energie Sie anregen kann, zu viel zu reden. Um dem entgegenzuwirken, erden Sie sich, indem Sie sich in Schritt 2 vollkommen auf Ihre Wurzeln konzentrieren.

OM SINGEN

Das Sanskrit Mantra OM besteht aus den drei Lauten »A«, »U« und »M«. In der yogischen Philosphie gilt es als der »universale Klang«, den Sie hören würden, wenn alle Geräusche – einschließlich der Stimme und Musik – gleichzeitig erschallen würden. Es wird gesagt, dass das Singen von »OM« eine positive, transformierende Wirkung auf das Nervensystem und den Körper hat und die verborgenen physischen und mentalen Kräfte weckt.

UDANA-ATEMÜBUNG

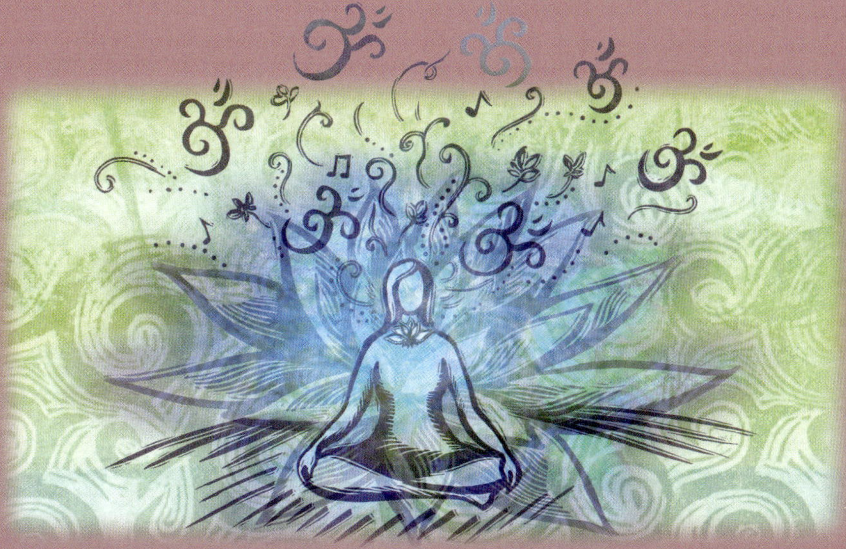

In dieser Übung steht die Lotosblüte für die Kraft und ausdrucksvolle Schönheit Ihrer Udana-Energie. Setzen Sie sich möglichst mit überkreuzten Beinen (*Seiten 35–37*) oder stellen Sie sich aufrecht hin.

1 Die Wirbelsäule aufrichten, Augen und Mund sanft schließen und tief und vollständig durch die Nasenlöcher einatmen.

2 Den Atem anhalten: Stellen Sie sich einen blauen Lotos vor, der aus Ihrer Kehle blüht und dessen Wurzeln tief im Schlamm versunken sind. Fühlen Sie, wie die Energie der Blume nach oben zum Licht strebt. Halten Sie den Atem dabei so lange an, wie es Ihnen angenehm ist.

3 Durch den Mund ausatmen und so laut wie möglich »OM« singen. Mit »A« im Solarplexus beginnen, dann den Mund spitzen und an der Brust in ein »O« übergehen, die Lippen zu einem langen »M« schließen und dabei die Vibration in Gesicht, Mund und Hals (oder im ganzen Körper) spüren.

4 1–5 Wiederholungen, dann Augen öffnen, entspannen und normal atmen.

UDANA-FABEL:
DIE SCHILDKRÖTE UND DER HASE

»Was mit Udana Vayu [dem aufwärtsstrebenden Wind] atmet, ist dein wahres Selbst, das in allem Dingen ist.«

Brihadaranyaka-Upanishad, 3,4.1

»Es kam einmal zu einem berühmten Rennen zwischen der Schildkröte und dem Hasen. Der Hase hastete nach vorn und übernahm die Führung. Obwohl der normale Atem eines Hasen etwa 55 Atemzüge pro Minute beträgt, atmete unser Wettläufer sicher aufgrund der Anstrengung noch viel schneller. Da Rennen und schnelles Atmen den Körper stark erschöpfen, musste der Hase immer wieder »Boxenstopps« einlegen, um zu rasten und aufzutanken. Und aufgrund seiner rasenden und unregelmäßigen Atmung, die ihn zwang, immer wieder zu stoppen und zu starten, verlor der Hase letztlich das Rennen. Die Schildkröte dagegen begann das Rennen langsam, doch ging immer in stetigem Tempo weiter. Da sie rhythmisch einherschritt, statt zu rennen, musste sie auch ihre Atmung nicht stark beschleunigen – Schildkröten nehmen etwa 3–5 Atemzüge pro Minute. Dadurch konnte sie die Strecke in einem Zug durchqueren – und das Rennen gewinnen.«

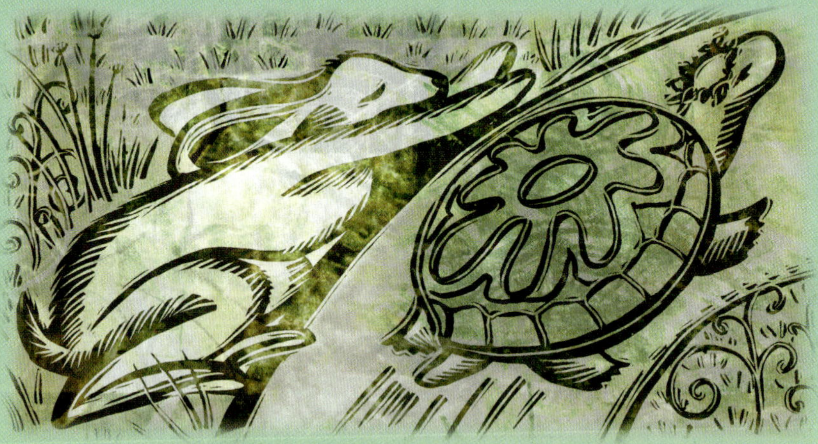

Interpretation

Blicken Sie auf Ihr Leben: Würden Sie sagen, dass Sie wie ein Hase hetzen? Besteht Ihr Leben aus großen Aufs und Abs oder Stopps und Neustarts? Oder haben Sie einen etwas gemäßigteren Lebensstil, lassen keine Übermüdung zu und bewältigen Herausforderungen ohne großes Aufheben – wie die Schildkröte? In Indien gibt es die Theorie, die natürlich nicht beweisbar ist, dass unsere Lebensspanne sich nicht nach Jahren, sondern nach Atemzügen bemisst. Je mehr Atemzüge Sie durch flache und schnelle Atmung verbrauchen, desto mehr verkürzen Sie Ihre Lebenszeit. Eine durchschnittliche Person braucht im Wachzustand etwa 18 Atemzüge pro Minute (1080 Atemzüge pro Stunde). An einem 24-Stunden-Tag brauchen Sie daher rund 24 000 Atemzüge (die Atmung verlangsamt sich beim Schlafen). Bei etwa 9 Millionen Atemzügen pro Jahr werden Sie ein Alter von 70 Jahren erreichen. Eine leicht erregbare Person, die schneller atmet, verbraucht diese Atemzüge viel schneller. Der Hase mit seinen 55 Atemzügen pro Minute hat eine Lebenserwartung von 10 Jahren, während die Schildkröte mit ihren 3–5 Atemzügen pro Minute etwa 193 Jahre alt wird (siehe Vergleichswerte unten).Durch die Steuerung von Udana können Sie lernen, Ihre Atemfrequenz zu senken und die Atemzüge positiver zu lenken. Durch die regelmäßige Praxis der Atemübungen in diesem Kapitel brauchen Sie weniger Atemzüge und werden diese gesünder einsetzen, da die Udana-Energie sowohl unsere kognitiven Fähigkeiten als auch die Spannung der Stimmbänder, die beide für unseren Selbstausdruck nötig sind, reguliert.

ATEMFREQUENZ UND LEBENSSPANNE IN RELATION

	Atemzüge pro Minute	*Durchschnittl. Lebenserwartung*
Hase	55	10
Mensch	15–18	70
Schildkröte	3–5	193

FÜR ERFOLG ATMEN

Die Ujjayi-Atmung ist eine Ausdrucksform der aufwärtsstrebenden Udana-Energie. Das Sanskrit-Präfix *ud*, das sowohl im Wort *Ujjayi* als auch in *Udana* vorkommt, bezeichnet eine Ausdehnung nach oben, während *Jaya* »Sieg« bedeutet und darauf hinweist, dass das Nutzbarmachen der Udana-Energie uns hilft, unsere Bemühungen mit Erfolg zu erreichen. Ujjayi wird auch Siegreicher Atem genannt. Sein charakteristisches Merkmal ist die Verengung (Konstriktion) der Glottis oder Stimmritze, die für die Artikulation von Sprachlauten von Bedeutung ist und die sich beim Gurgeln schließt, damit kein Wasser in die Kehle gelangt. Die Konstriktion der Glottis verändert den Klang der Atmung und bewirkt, wenn korrekt ausgeführt, eine sanfte Vibration, die die Nerven und den Geist beruhigt.

Bevor Sie mit der Ujjayi-Atmung gegenüber beginnen, üben Sie das Anspannen der Halsmuskeln in der Schlüsselbeinregion, indem Sie diese beim Einatmen leicht nach innen ziehen. Die leichte Anspannung wirkt wie ein Windschutz und erzeugt ohne Einsatz der Stimmbänder oder des weichen Gaumens, (nicht wie beim Schnarchen) ein kontinuierliches Geräusch, das beim Einatmen einen Zischlaut und beim Ausatmen ein aspiriertes »HHH« ergibt – Sie sollten ein wenig wie Darth Vader klingen.

UJJAYI-ATMUNG WÄHREND YOGASEQUENZEN

Einige Yogatraditionen befürworten die Ujjayi-Atmung bei den Yogahaltungen. Ujjayi kann aber auch beim Meditieren, Laufen oder Gehen praktiziert werden. In diesem Fall sollten Sie niemals die Luft anhalten, sondern einfach die Glottis kontrahieren und den Atem fließend kommen und gehen lassen. Atmen Sie gleichmäßig aus und ein, um für ein Gleichgewicht zwischen Prana und Apana zu sorgen. Sie können den Atemrhythmus am Gipfel einer Yogahaltung oder während des Sonnengrußes (Seiten 58–61) *beschleunigen. Beim Fortschreiten von einer Haltung zur nächsten steigert sich das Atemtempo automatisch und sollte nicht gebremst werden.*

SIEGREICHER ATEM
UJJAYI

Diese Atemtechnik kurbelt Ihre Udana-Energie kräftig an. Sie kann die Stimme stärken und das Verdauungsfeuer anregen, da sie den Gasaustausch und Prana Vayu anregt. Yogalehrer empfehlen diese Übung bei Problemen wie Verschleimung, Husten, Fieber, Asthma, Auszehrung, niedrigem Blutdruck und Atemwegserkrankungen. Durch die Belebung des Nervensystems lindert die Ujjayi-Atmung Depression und gilt als Meditationshilfe. Setzen Sie sich dazu bequem hin (*Seiten 35–37*).

1 Mit geradem Rücken hinsetzen und den Brustkorb wie die Brust eines Kriegers leicht herausdrücken. Die linke Hand mit nach oben weisender Handfläche auf das linke Knie legen und die rechte Hand in Vishnu Mudra (*Seite 54*) mit der Handfläche vor das Gesicht halten.

2 Sanft den Mund schließen und die Glottis durch die Kontraktion der Muskeln im Schlüsselbeinbereich verengen (*gegenüber*). Langsam durch beide Nasenlöcher einatmen. Sie sollten dabei ein sanftes und gleichförmiges Geräusch, so ähnlich wie das »Meeresrauschen«, das man in der Muschel hört, wahrnehmen.

3 Am Ende der Einatmung kneifen Sie sanft die Nasenlöcher mit Daumen sowie Ringfinger und kleinem Finger zusammen. Den Atem so lange wie angenehm anhalten. Falls Sie schon einige Jahre Pranayama praktizieren, können Sie bei der Atemverhaltung den Kinnverschluss (*Seite 143*) und Wurzelverschluss (*Seite 117*) anwenden.

4 Wenn Sie zum Ausatmen bereit sind, lösen Sie die Finger vom linken Nasenloch (und die Verschlüsse, falls Sie diese einsetzen). Dann langsam und still durch das linke Nasenloch ausatmen, während Sie das rechte Nasenloch weiterhin mit dem Daumen zuhalten. Das vollendet einen Durchgang.

5 Als Einsteiger beginnen Sie mit 5 Durchgängen und erhöhen diese allmählich auf 20 Durchgänge pro Sitzung und entspannen danach. Falls Sie diese Übung weiter ausbauen und perfektionieren möchten, sollten Sie dies unter Anleitung eines erfahrenen Yogalehrers machen.

DER AUFWÄRTSSTREBENDE ATEM

»Zieh die Luft rasch ein und mach dabei das Geräusch einer Drohne, halte den Atem an und atme ihn mit dem summenden Geräusch einer weiblichen Biene wieder aus. Die großen Yogis erfahren durch die konstante Praxis dieser Atmung eine unbeschreibliche Freude im Herzen.«

Hatha Yoga Pradipika, 2,68

Die summende Bienenatmung gegenüber stimuliert und reinigt das Kehlchakra, das Energiezentrum der Kommunikation und Sitz des Udana-Atems. Yogaschriften lehren, dass diese Übung, die den Geist von innerem »Geschwätz« und der Tratschsucht befreit, Sie darauf vorbereitet, Ihre wahre Stimme zu finden und maßvoller zu sprechen – allesamt wichtige Merkmale der Udana-Energie. Mit der Praxis, heißt es, soll diese Atemübung auch die Konzentrationsfähigkeit, das Gedächtnis und das Vertrauen stärken. Vielleicht fällt Ihnen mit der Zeit auch auf, dass Sie besser zuhören können und Ihre Kommunikation an Tiefgang gewinnt. Außerdem bringt die summende Bienenatmung ein Gefühl tiefen inneren Friedens mit sich.

Diese Atemübung empfiehlt sich besonders für Sänger, Schauspieler, Lehrer oder Personen, die häufig in der Öffentlichkeit sprechen, doch auch für alle, die einfach ihre Stimme und Kommunikationsfähigkeit verbessern wollen. Yogis, die diese Übung regelmäßig praktiziert haben, berichten, dass Ihre Stimme süßer und melodiöser geworden sei.

Falls Sie bei dieser Übung anfänglich Probleme mit dem »Bienen«-Klang haben, beginnen Sie einfach mit einer summenden Ausatmung. Atmen Sie tief ein, und wiederholen Sie dabei ein Wort, das auf »m« endet, etwa »OM« oder »zahm«. Dehnen Sie das »m« möglichst lang aus. Sie sollten dabei eine zarte Vibration spüren. Das Summen beim Ausatmen hilft Ihnen, Ihr Atemmuster zu regulieren und die Ausatmung zu verlängern – beides wichtige Elemente dieser Atemübung.

SUMMENDE BIENENATMUNG
BHRAMARI

Sie könnten bei dieser Übung anfänglich einen Anstieg der Körpertemperatur spüren, da sie den Blutkreislauf anregt. Falls Ihre Stimme oft »belegt« ist oder Sie häufig einen »Frosch im Hals« haben, achten Sie darauf, wie die regelmäßige Praxis der Übung diese Beschwerden lindert. Setzen Sie sich zuerst bequem im Meditationssitz hin (*Seiten 35–37*).

1 Mit geradem Rücken hinsetzen, dann sicherstellen, dass Bauch und Brustkorb nicht eingeschränkt und frei von Anspannung sind. Die Handflächen auf die Knie legen.

2 Sanft den Mund schließen, dann die Rückseite der Kehle verengen. Achten Sie darauf, dass der Kopf aufrecht und die Nackenmuskeln entspannt sind.

3 Stark durch die Nasenlöcher einatmen, das Gaumensegel sanft vibrieren lassen und ein schnarchendes Geräusch machen, das die Kehle energetisiert. Manche vergleichen es mit dem Geräusch, das man macht, wenn man sich räuspert und die Kehle reinigt. Die Yogaschriften vergleichen es mit dem Geräusch einer großen Hummel oder einer Drohne.

4 Nun den Atem so lange, wie es für Sie angenehm ist, anhalten und dabei kurz über die aufwärtsstrebende Udana-Energie im Körper nachsinnen.

5 Wenn Sie bereit sind, durch beide Nasenlöcher ausatmen und das hohe summende Geräusch »MMM« machen, das die alten Yogaschriften mit dem Summen einer kleinen Arbeitsbiene vergleichen. Atmen Sie dabei möglichst die ganze Luft aus der Lunge aus.

6 Wiederholen Sie die Übung 3- bis 5-mal, und spüren Sie dabei die Vibration in der Kehle, im Mund, in den Wangen und Lippen. Probieren Sie einfach das Summen auf unterschiedlichen Tonhöhen aus, um zu sehen, wie sich dies auf Ihre Energie auswirkt.

7 Nachdem Sie die Bienenatmung abgeschlossen haben, schließen Sie die Augen und atmen still weiter. Bleiben Sie noch 3–10 Minuten lang sitzen, und beobachten Sie die Wirkung, die die summende Bienenatmung auf den Geist hat.

DER KLANG DER STILLE

»Der Atem strömt mit dem Klang HAM aus und mit dem Geräusch SO ein. Wiederhole das Mantra HAMSO 21 600-mal alle 24 Stunden.«

Yoga Chudamani-Upanishad, 31-32

Sie können den Geist klären und beruhigen, indem Sie die Aufnahme von Sinneseindrücken einschränken, so wie manche den Körper mit Fasten reinigen. Die Technik des Abschaltens der Sinne *(gegenüber)* befreit Sie von äußeren Reizen, um sich auf das Atemgeräusch zu konzentrieren, was die Fähigkeit, Udana zu lenken, steigert. In der tiefen Stille können Sie hören, wie Ihr Atem die Silben »SO« beim Einatmen und »HAM« beim Ausatmen wiederholt. *So-ham* ist ein Sanskritmantra, das uns mit allen anderen atmenden Wesen verbindet, da unser Atem gleich klingt. Die wörtliche Bedeutung von *So-ham* ist »Ich bin«. Falls Sie die Silben umkehren und zuerst auf das Ausatmen hören, ergibt dies *Hamso* oder *Hamsa*, was im Sanskrit »Seele« oder »Schwan«, das Symbol für den göttlichen Geist, bedeutet.

DIE INNEREN KLÄNGE WAHRNEHMEN

Wenn Sie die äußeren Reize abblocken, hören Sie manchmal *Anahata*-Klänge (wörtlich »un(an)geschlagen«), die keine physische Quelle haben, ähnlich der aus der griechischen Antike stammenden »Sphärenmusik«. Beim Abschalten der Sinne könnten Sie derartige Geräusche wahrnehmen, die sich meist als folgende Klänge manifestieren:

- *Windglockenspiel*
- *Glockenläuten*
- *Lautenähnliche Klänge*
- *Flötenmusik (oft früh am Morgen)*
- *Trommelschläge*
- *Entferntes Donnergrollen*
- *Klang von geblasenen Muscheln*
- *Klingende Zimbeln*

DIE SINNE ABSCHALTEN
SHANMUKHI MUDRA

In Sanskrit bedeutet *Shan* »sechs« und *Mukhi* »Gesicht«. Bei dieser Übung schließen Sie die sechs »Tore« des Gesichts, mit denen Sie äußere Reize aufnehmen: zwei Ohren, zwei Augen, Nase und Mund. Anfänglich mag Ihnen diese Übung durch den Entzug der Sinne schwieriger als die anderen vorkommen. Doch die, die sie meistern, berichten von einem tiefen Frieden und Wohlgefühl. Wählen Sie eine bequeme Sitzhaltung (*Seiten 35–37*).

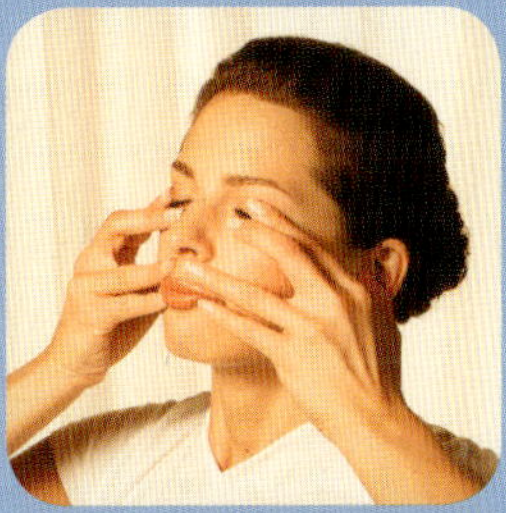

1 Setzen Sie sich aufrecht hin. Schließen Sie den Mund, und konzentrieren Sie sich auf die natürliche Bewegung des Atems durch die Nasenlöcher.

2 Wenn Sie bereit sind, legen Sie beide Hände auf das Gesicht. Stecken Sie die Daumen sanft in die Ohren und legen Sie die Zeigefinger auf die Augenlider (üben Sie keinen Druck auf die Augäpfel aus). Lassen Sie die Mittelfinger sanft auf der Nasenwurzel ruhen. Das reduziert die Aufnahme von Atem, hemmt diesen aber nicht vollständgig. Verschließen Sie den Mund, indem Sie die Ringfinger auf die Oberlippe und die kleinen Finger auf die Unterlippe legen (*Abbildung A*).

3 Atmen Sie leicht durch die Nase ein und aus, lenken Sie den Fokus nach innen und hören Sie auf den Klang der eigenen Atmung. Beobachten Sie, wie beim Einatmen der Atem den Klang »SO« ergibt und bei jedem Ausatmen spontan die Silbe »HAM« entsteht.

4 Als Anfänger führen Sie die Übung mindestens 5 Minuten lang fort und lenken den Geist, falls dieser abdriftet, immer wieder auf die Silben »SO« und »HAM«. Dann heben Sie die Hände vom Gesicht, entspannen sie und öffnen sanft die Augen. Mit zunehmender Praxis können Sie die Sitzung auf etwa 20 Minuten ausdehnen.

POSITIVE ENERGIE SPEICHERN

»Man spanne die Kehle an und drücke das Kinn (10 cm vom Herzen) zur Brust. Das ist Jalandhara Bhanda: Es verhindert frühzeitiges Altern und den frühzeitigen Tod.«

Hatha Yoga Pradipika, 3,70

Yoga-Atemübungen kombinieren die Praxis der Atemkontrolle mit verschiedenen »Verschlüssen« (Bandhas) und Handgesten (Mudras), die die Energie »versiegeln«. Ohne diese Verschlüsse gelten die Atemübungen als unvollständig. Obgleich das Sanskritwort *Bandha* meist als »Verschluss« übersetzt wird, bedeutet es auch »knüpfen«, »kontrollieren«, »blockieren«, »verbinden« und »zusammenziehen«. Bei den Atemübungen bezieht es sich meist auf die Muskelkontraktion zur Sammlung der Energie.

Der Kinnverschluss *(gegenüber)* blockiert den Aufwärtsfluss von Udana an einem der wichtigsten Akupressurpunkte, der Kehle. Im Sanskrit bedeutet das Wort *jala* »Netz« oder »Netzwerk« und bezieht sich hier auf die Wirbelsäule und das Nervengeflecht, die den Hals, das Zentrum der Udana-Energie, mit dem Gehirn verbinden. *Dhara* bedeutet »Aufwärtszug«, da mit dieser Technik ein Aufwärtszug auf das Rückenmark und die Nervenzentren ausgeübt wird, was sich wiederum auf das Gehirn auswirkt. Der Kinnverschluss hilft auch, die Lunge und das Herz-Kreislauf-System bewusster zu steuern, und beruhigt den Herzschlag, wodurch dieser einen kräftigen und konstanten Rhythmus bekommt. Der Kinnverschluss wird von den Yogis für seine stabilisierende Wirkung auf die Hormone und die Stoffwechselrate geschätzt, da er die Schilddrüse anregt.

In energetischer Hinsicht wird beim Kinnverschluss beim Anhalten der Luft der Udana-Atem im Kehlbereich gesammelt und so das Vishuddha Chakra (*Seite 25*) aktiviert. Das trägt dazu bei, Blockaden zu lösen und Unausgewogenheiten zu bereinigen, da entlang des Chakrasystems Impulse zwischen dem Herz und Geist hin- und hergeschickt werden, so dass Sie Gedanken mit Hilfe des Udana-Atems klarer formulieren können.

KINNVERSCHLUSS
JALANDHARA BHANDA

Dies ist wahrscheinlich das wichtigste aller Bandhas oder Energieverschlüsse. Auf körperlicher Ebene verhindert es beim Luftanhalten, dass Luft in die Kehle und in die Eustachischen Röhren (die zu den Ohren führen) gelangt. Falls Ihnen der Kinnverschluss nicht ganz klar ist, probieren Sie ihn zuerst beim Schulterstand (*Seite 146*) und binden ihn danach in Ihre Atemübungen ein. Wählen Sie eine bequeme Sitzhaltung (*Seiten 35–37*).

1 Setzen Sie sich mit aufrechter Wirbelsäule hin. Schließen Sie sanft den Mund, und atmen Sie vollständig durch die Nase ein. Beobachten Sie, wie sich das Brustbein am Ende der Einatmung etwas hebt.

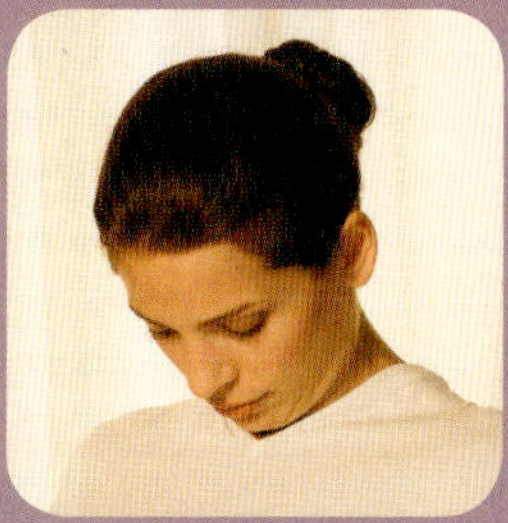

2 Am Ende des Einatmens, knapp bevor Sie beginnen, den Atem anzuhalten, drücken Sie die Zunge flach an den oberen Gaumen. Schlucken Sie dabei leicht, wodurch die Zunge etwas nach hinten gleitet und ein Vakuum im Rachen erzeugt. Neigen Sie den Kopf nach vorn, so dass das Kinn die Schlüsselbeine berührt und die Kehle blockiert. Legen Sie das Kinn in die Halsgrube (oder Drosselgrube), die v-förmige Vertiefung zwischen den Schlüsselbeinen (*Abbildung A*).

3 Halten Sie diese Position so lange, wie Sie die Luft in der Lunge behalten können.

4 Wenn Sie bereit zum Ausatmen sind, lösen Sie zuerst die Kehle und bringen dann den Kopf wieder in aufrechte Position. Entspannen Sie die Zunge, und atmen Sie vollständig aus, bevor Sie wieder entspannt zur normalen Atmung zurückkehren.

VORSICHT: DEN VERSCHLUSS NUR BEI VOLLER ATEMVERHALTUNG ANWENDEN. IN DER SCHWANGERSCHAFT, BEI DEPRESSIONEN UND NIEDRIGEM BLUTDRUCK VERMEIDEN.

IN DER LUFT SCHWEBEN

»Nachdem er den Bauch vollkommen mit Luft gefüllt hat, schwebt der Praktizierende wie ein Lotosblatt auf dem Wasser.«

Hatha Yoga Pradipika, 2,70

Die Energie des Udana-Atems kann Ihnen das Gefühl geben, als würden Sie in der Luft schweben. Die Schwebe-Atmung gegenüber erlaubt Ihnen, sich darauf einzustellen, indem Sie auf dem Wasser schweben. Diese Technik verwendet den nach oben wachsenden Lotos als Metapher für den aufwärtsstrebenden Atem. Der Lotos ist eine Wasserpflanze, die dem Licht entgegenwächst, deren Wurzel aber im Schlamm des Wassers liegt: Aus dem Schmutz entsteht etwas Wunderschönes, das von seiner Umgebung nicht befleckt wird, da die Blüte zwar auf dem Wasser schwimmt, doch ihre Blätter nie nass werden. Yogis zufolge soll die Schwebe-Atmung den Udana-Atem so verstärken, dass wir ebenso leicht durch die Welt ziehen können, ohne uns mit Negativität und Stressbelastungen zu beflecken.

Die Schwebe-Atmung ist eine sehr ungewöhnliche Atemübung. Statt die Lunge mit Luft zu füllen, schluckt man den Atem und füllt den Magen damit. Sie trinken sprichwörtlich langsam die Luft. Wenn Sie auf den luftgefüllten Magen klopfen, würden Sie ein seltsames tympanitisches (trommelähnliches) Geräusch vernehmen.

Wie die anderen Atemübungen wird die Schwebe-Atmung meist in der regulären Sitzhaltung ausgeführt. Sie können sie aber auch in anderen Yogahaltungen, etwa dem Fisch (*Seite 101*) oder im Wasser (in der Badewanne oder im Schwimmbecken), ausprobieren. Wenn Sie den Bauch mit Luft gefüllt lassen, können Sie für unbestimmte Zeit auf dem Wasser treiben. Wenn Sie sie meistern, eignet sich die Schwebe-Atmung herrlich zum Stressabbau, und Sie können sie mit Entspannungsbädern (mit Meersalz, Ölen oder in Thermalquellen) kombinieren. Sie wirkt auch einer Übersäuerung des Magens und Hungerschmerzen beim Fasten entgegen.

SCHWEBE-ATMUNG

PLAVINI

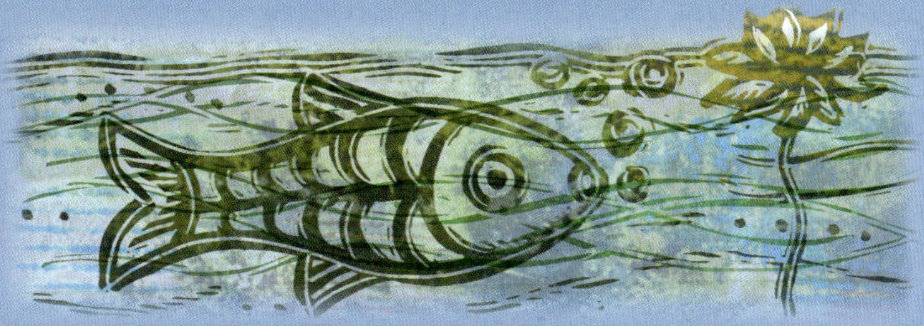

Üben Sie diese Technik am besten mit leerem Magen nach Körper- und anderen Atemübungen. Machen Sie sie an Ihrem gewohnten Platz oder in der Nähe von Wasser, an einem See, Pool oder neben der Badewanne.

1 Bequem hinsetzen. Mund öffnen und einatmen. Wenn Sie die Luft am Rachen entlangströmen spüren, schlucken Sie sie wie Wasser hinunter. Alternativ dazu füllen Sie den Mund mit Luft, halten sich die Nasenlöcher zu, blasen die Wangen auf und schlucken 5- oder 6-mal, bis der Magen voller Luft ist.

2 Bleiben Sie sitzen, oder legen Sie sich ins Wasser. Falls Sie genug Platz haben, können Sie die Beine überkreuzen und die Füße halten. Lassen Sie den Kopf zurücksinken, schließen Sie die Augen, atmen Sie sanft, und treiben Sie einfach mit Hilfe des mit Luft gefüllten Bauchs auf dem Wasser. Stellen Sie sich Körper und Geist als leichte Feder oder zarten Lotos vor, der unbefleckt am Wasser über dem Schlamm schwebt, in dem er seine Wurzel hat.

3 Wenn Sie bereit sind, lassen Sie die Luft heraus. Sie können das mit dem Bauchzieher (*Seite 73*) oder mit Schluckauf unterstützen. Dann entspannen.

4 Wenn Sie wollen, können Sie die Übung wiederholen. Bauen Sie diese Praxis jedoch bewusst langsam auf.

VORSICHT: NICHT BEI MAGENSCHMERZEN, SCHMERZHAFTEN BLÄHUNGEN ODER IN DER SCHWANGERSCHAFT AUSÜBEN.

UDANA-ÜBUNGSSEQUENZ:

DIE EXPRESSIVE ENERGIE ERDEN

Die folgenden Haltungen aktivieren die Kehle und lösen Blockaden, die Sie davon abhalten, sich selbst voll und ganz auszudrücken. Sie haben eine ausgleichende Wirkung auf den Hals und erden Ihre Udana-Energie. Das hilft, wenn Sie zu expressiv sind, etwa zu viel reden, sich zu viele Sorgen machen oder einen überreizten Geist haben, der Sie nicht schlafen lässt.

EINE SEQUENZ AUFBAUEN

Verbinden Sie die Haltungen zu einer Sequenz. Mit dem Schulterstand bereiten Sie sich geistig vor, Verantwortung zu tragen, mit dem Pflug dehnen Sie die Wirbelsäule und erweitern Ihren Selbstausdruck. Ein guter Gegenpol dazu ist der Fisch (*Seite 101*). Schließen Sie die Sequenz mit dem Löwen, um den Mut aufzubauen, den Sie brauchen, um Ihr Potenzial auszudrücken. Falls die ersten beiden Übungen nichts für Sie sind (*siehe Vorsicht gegenüber*), gehen Sie gleich zum Löwen über.

SCHULTERSTAND

SARVANGASANA

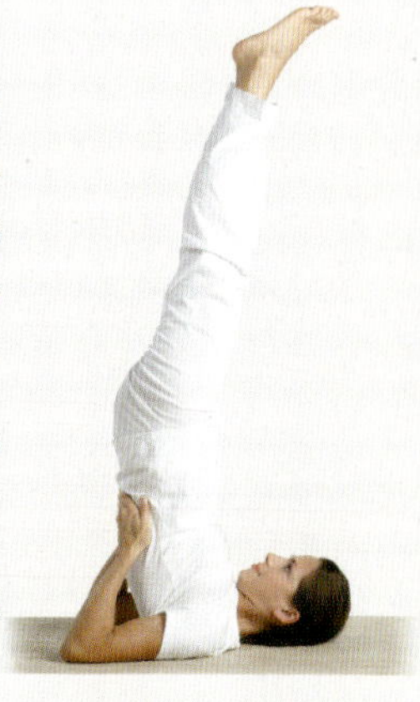

1. **Auf den Rücken legen und Beine geschlossen 90 Grad hochheben.**
2. **Hände auf das Gesäß legen und mit ihnen den Rücken entlang nach oben wandern und sich dabei hochstemmen, bis der Körper von den Schultern bis zu den Füßen möglichst gerade hochsteht und das Gewicht auf den Oberarmen ruht. Die Ellbogen zeigen vom Körper weg und die Finger zur Wirbelsäule.**
3. **Waden und Füße entspannen. Als Anfänger etwa 10 Sekunden so bleiben und allmählich die Zeit auf 3 Minuten steigern.**
4. **Die Beine etwa 45 Grad hinter den Kopf führen und in den Pflug gehen oder die Handflächen auf den Boden legen und abrollen.**

PFLUG
HALASANA

1 Vom Schulterstand ausatmen und dabei einen Fuß hinter sich auf den Boden absetzen. Einatmen und das Bein heben. Mit dem anderen Fuß wiederholen.

2 Nun versuchen, beide Füße hinter sich am Boden abzusetzen. Wenn die Zehen den Boden berühren, die Handflächen hinter dem Rücken flach auf den Boden legen. Berühren die Füße nicht den Boden, Rücken mit den Händen stützen.

3 Die Position anfangs 10 Sekunden lang halten und gleichmäßig atmen. Allmählich auf 1 Minute bis zu 3 Minuten ausdehnen.

4 Danach langsam abrollen: Arme und Kopf am Boden lassen und jeden Wirbel einzeln ablegen. Wenn der Rücken aufliegt, die Beine absenken und eine Minute lang entspannen, bevor Sie zum Löwen weitergehen.

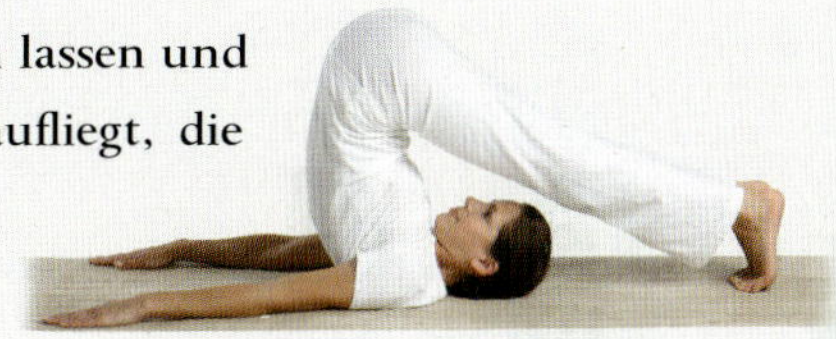

VORSICHT: KEINE UMKEHRHALTUNGEN IN DER MENSTRUATION, SCHWANGERSCHAFT ODER BEI HALSVERLETZUNGEN.

LÖWE
SIMHASANA

1 Auf die Fersen setzen und die Hände sanft auf den Schenkeln ruhen lassen. Tief durch die Nase einatmen.

2 Stark durch den Mund ausatmen und ein »Löwengebrüll« von sich geben. Dabei mit dem Oberkörper wie eine Katze mit einem »Sprung« vorschnellen: Arme strecken, Körper anspannen, die Finger wie »Krallen« ausfahren und große Augen machen.

3 Lösen und den »Sprung« 2- bis 3-mal wiederholen. Entspannen.

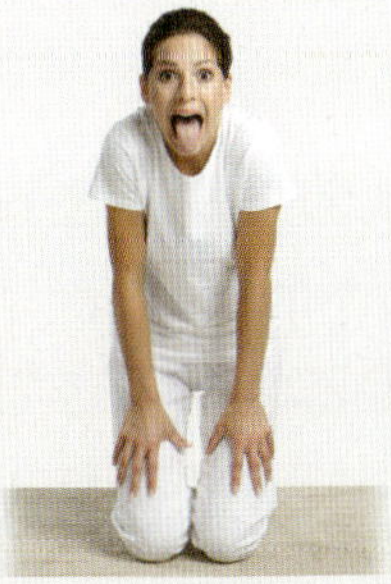

GESUNDHEITS- UND LEISTUNGSPROGRAMME

Wenn Atemübungen eine merkbare Wirkung auf Ihr Leben haben sollen, sind drei Dinge absolut wichtig: üben, üben und nochmals üben! Falls Sie die Vielfalt der Übungen in diesem Buch erdrückt, starten Sie mit diesen einfachen Programmen, die dazu dienen, üblichen gesundheitlichen Bedürfnissen nachzukommen sowie Ihre sportlichen und beruflichen Leistungen zu steigern. Die Vorschläge sind nicht als Rezepte zu sehen, sondern als Starthilfen: Zögern Sie nicht, zu experimentieren und eine Routine aufzubauen, die zu Ihrem Körper, Ihrer Laune und Lebensweise passt. Bevor Sie mit einer Routine beginnen, sollten Sie Ihren Atem und Ihre Haltung überprüfen (*Seiten 28–30*) sowie Ihr Atmungssystem mit einer Nasendusche (*Seite 31*) oder der Feueratmung (*Seite 32*) reinigen. Üben Sie mit leerem Magen, und lassen Sie sich genug Zeit, um jede Übung vollständig durchzuführen.

A.D.D. (AUFMERKSAMKEITSDEFIZIT-SYNDROM)/A.D.H.D. (HYPERAKTIVITÄT)

Sorgen Sie bei Kindern für einen geregelten Tagesablauf mit fixen Zeiten für Essen, Schlaf, Aufgaben und Übungen. Reduzieren Sie auch die Zeit vor dem Fernseher und Computer. Üben Sie täglich:

- Rückwärts zählen (*Seite 47*), etwa 3–5 Minuten lang. Sie können dies in ein Erinnerungsspiel verwandeln, etwa »zähle bei jedem Ausatmen 4 Elefanten, 3 Affen, 2 Tiger, 1 Bär«.
- Für ältere Kinder eignen sich auch die einfache Wechselatmung und die volle Wechselatmung (*Seiten 53 und 55*).
- 4–6 Durchgänge Sonnengruß (*Seiten 58–61*), danach den Löwen (*Seite 147*).

ANGST/PANIKATTACKEN

Ängste beziehen sich oft auf die Zukunft. Verwurzeln Sie sich daher im Jetzt, indem Sie den Atem bewusst wahrnehmen. Probieren Sie 2:1 Atmung (*Seite 51*). Führen Sie folgende Übungen täglich durch. Diese helfen auch gegen Prüfungsangst und beruhigen:

- 10–20 Minuten lang im Meditationssitz einfach den Atem beobachten (*Seite 27*), Hände in Chin Mudra (*Seite 34*) mit nach unten weisenden Fingern hinlegen, um sich zu erden.

- 6–12 Durchgänge Sonnengruß (*Seiten 58–61*), danach für 1–3 Minuten in den Fisch gehen.
- Für Einsteiger: Anfangs 10 Durchgänge einfache Nasenlochatmung, dann 10 Durchgänge einfache Wechselatmung (*Seite 53*). Wenn Sie Letztere beherrschen, 10 Durchgänge volle Wechselatmung mit Atemverhaltungen (*Seite 55*).
- Dann 5–10 Durchgänge Ujjayi-Atmung (*Seite 137*).
- Zum Abschluss der Löwe (*Seite 147*).

VORSICHT: KEINE FÜNF TIBETER, SONNENATMUNG UND ANDERE WÄRMENDE ÜBUNGEN.

ASTHMA/HAUTPROBLEME

Es ist extrem wichtig, Ihr Atmungssystem mit einer Nasendusche zu reinigen (*Seite 31*) und zumindest 3 Durchgänge Feueratem (*Seite 32*) durchzuführen, dann täglich:

- Für Einsteiger: Anfangs 10 Durchgänge einfache Nasenlochatmung, dann 10 Durchgänge einfache Wechselatmung (*Seite 53*). Wenn Sie Letztere beherrschen, 10 Durchgänge volle Wechselatmung mit Atemverhaltung (*Seite 55*).
- Danach 5–10 Durchgänge Ujjayi-Atmung (*Seite 137*).
- Den Atem mit 6–12 Durchgängen Sonnengruß (*Seiten 58–61*) regulieren, dann 1–3 Minuten lang den Fisch (*Seite 101*).
- Die Butyenko-Methode erforschen und eine regelmäßige Praxis von: Alexander-Technik, Atembewusstsein oder Yoga (*Seite 157*).

VORSICHT: KEINE ATEMÜBUNGEN WÄHREND EINES ASTHMAANFALLS AUSFÜHREN.

CHRONISCHE ERSCHÖPFUNG/ENERGIEMANGEL/LETHARGIE

Sie könnten durch zu häufige »Flucht-oder-Angriff«-Reaktionen aufgrund von Stress erschöpft sein. Lesen Sie die Seiten 112–113 hinsichtlich möglicher Ursachen, und fügen Sie folgende Übungen Ihrer täglichen Routine hinzu:

- 6–12 entspannte Durchgänge Sonnengruß (*Seiten 58–61*); zwischen den Durchgängen rasten.
- 3 sanfte Durchgänge Feueratem (*Seite 32*).
- Für Einsteiger: Anfangs 10 Durchgänge einfache Nasenlochatmung, dann 10 Durchgänge einfache Wechselatmung (*Seite 53*). Wenn Sie Letztere beherrschen, 10 Durchgänge volle Wechselatmung mit Atemverhaltung (*Seite 55*).
- Dann 5–10 Durchgänge Ujjayi-Atmung (*Seite 137*) plus 5 Durchgänge Unterbrochene Atmung (*Seite 119*).
- 3–5 Durchgänge Hummelatmung (*Seite 139*).

DEPRESSION

Bei leichten Depressionen sollte die Atmung verstärkt werden, denn eine erhöhte Sauerstoffzufuhr hat eine aufrichtende Wirkung. Lesen Sie die Seiten 46–47, besuchen Sie 1- bis 2-mal pro Woche eine Yogastunde. Machen Sie täglich folgende Übungen:

- Die Fünf Tibeter (*Seiten 78–81*), allmählich bis zu 21 Wiederholungen jeder Übung.
- Kopfstand (*Seite 103*) und/oder Fisch (*Seite 101*), um Ihre Perspektive zu verändern.
- Für Einsteiger: Anfangs 10 Durchgänge einfache Nasenlochatmung, dann 10 Durchgänge einfache Wechselatmung (*Seite 53*). Wenn Sie Letztere beherrschen, 10 Durchgänge volle Wechselatmung mit Atemverhaltung (*Seite 55*).
- Ujjayi-Atmung (*Seite 137*), Sonnenatmung (*Seite 71*) und Unterbrochene Atmung (*Seite 119*).
- Die Schwebe-Atmung (*Seite 145*) kultiviert ein Gefühl der Leichtigkeit des Seins.
- Die Hummelatmung (*Seite 139*) wirkt positiv auf die höheren Energiezentren (*Seiten 24–25*).

GEWICHTSPROBLEME

Die Prana- und Samana-Visualisierung (*Seiten 42–43 und 66–67*) **bieten eine gesunde Alternative zu Frustessen. Machen Sie täglich eine Nasendusche** (*Seite 31*) **und 3 Durchgänge Feueratem** (*Seite 32*) **sowie folgende Übungen:**

- 6–12 Sonnengruß-Sequenzen (*Seiten 58–61*).
- 1–3 Minuten Schulterstand (*Seite 146*), 2 Minuten Pflug (*Seite 147*) und 1 Minute Fisch (*Seite 101*).
- Für Einsteiger: Anfangs 10 Durchgänge einfache Nasenlochatmung, dann 10 Durchgänge einfache Wechselatmung (*Seite 53*). Wenn Sie Letztere beherrschen, 10 Durchgänge volle Wechselatmung mit Atemverhaltung (*Seite 55*).
- Dann 5–10 Durchgänge Sonnenatmung (*Seite 71*).

HEUSCHNUPFEN/ALLERGIEN

Falls Symptome wie eine rinnende Nase die Übungen erschweren, machen Sie zuerst täglich eine Nasendusche (*Seite 31*) **und jeden Morgen mindestes 3 Durchgänge Feueratmung** (*Seite 32*)**, um die Nasengänge zu befreien. Vermeiden Sie schleimbildende Nahrung, und fügen Sie folgende Übungen zu Ihrer täglichen Routine hinzu.**

- Für Einsteiger: Anfangs 10 Durchgänge einfache Nasenlochatmung, dann 10 Durchgänge einfache Wechselatmung (*Seite 53*). Wenn Sie Letztere beherrschen, 10 Durchgänge volle Wechselatmung mit Atemverhaltung (*Seite 55*).
- Danach 5–10 Durchgänge Ujjayi-Atmung (*Seite 137*).

HOHER BLUTDRUCK

Führen Sie die Übungen täglich durch. Achten Sie auf Ihre Ernährung und Entspannung:

- Für 10–20 Minuten den Atem beobachten (*Seite 27*).
- Experimentieren Sie mit der sanften Unterbrochenen Atmung (*Seite 103*).

VORSICHT: KEIN KOPFSTAND, FEUERATEM UND KEINE BLASEBALGATMUNG.

KONZENTRATION

Wenn Sie mehr Konzentration brauchen, machen Sie eine Pause, und üben Sie die Unterbrochene Atmung einschließlich der »Zickzack«-Variante (*Seiten 118–119*). Um Ihre Konzentrationsfähigkeit zu steigern, üben Sie täglich:

- 10–20 Minuten lang den Atem beobachten (*Seite 27*).
- 6–12 Durchgänge Sonnengruß (*Seiten 58–61*), gefolgt von 1–3 Minuten Kopfstand (*Seite 103*).
- 3 Durchgänge Feueratem (*Seite 32*).
- Für Einsteiger: Anfangs 10 Durchgänge einfache Nasenlochatmung, dann 10 Durchgänge einfache Wechselatmung (*Seite 53*). Wenn Sie Letztere beherrschen, 10 Durchgänge volle Wechselatmung mit Atemverhaltung (*Seite 55*).
- Vier-Phasen-Atmung (*Seite 91*).

KREISLAUFBESCHWERDEN

Lesen Sie die Seiten 83–85, stellen Sie sich dabei die Fragen auf Seite 85 und versuchen Sie die Vyana-Visualisierung (*Seiten 86–78*) sowie täglich folgende Übungen:

- Üben Sie abwechselnd jeweils einen Tag 6–12 Durchgänge Sonnengruß (*Seiten 58–61*) oder die Fünf Tibeter (*Seiten 78–81*). Bauen Sie allmählich bis zu 21 Wiederholungen jeder Übung auf.
- Kopfstand (*Seite 103*) 1–3 Minuten (nicht bei hohem Blutdruck).
- 5 Durchgänge Feueratem (*Seite 32*, nicht bei hohem Blutdruck)
- Für Einsteiger: Anfangs 10 Durchgänge einfache Nasenlochatmung, dann 10 Durchgänge einfache Wechselatmung (*Seite 53*). Wenn Sie Letztere beherrschen, 10 Durchgänge volle Wechselatmung (*Seite 55*).
- 5–10 Durchgänge Ujjayi-Atmung (*Seite 137*), dann 5–10 Durchgänge Sonnenatmung (*Seite 71*).
- 2–3 Durchgänge Hummelatmung (*Seite 139*).

LEGASTHENIE

Lesen Sie zuerst die Seiten 52–57, und fügen Sie folgende Übungen Ihrer täglichen Routine hinzu:

- 6–12 Durchgänge Sonnengruß (*Seiten 58–61*), und verfolgen Sie dabei bewusst, ob Sie sich links oder rechts bewegen.
- Wechselatmung (*Seite 55*), um die linke und rechte Gehirnhälfte auszugleichen. Für Einsteiger: Anfangs 10 Durchgänge einfache Nasenlochatmung, dann 10-mal einfache Wechselatmung (*Seite 53*). Wenn Sie Letztere beherrschen, 10 Durchgänge volle Wechselatmung (*Seite 55*).
- 3–5 Minuten lang die Sinne abschalten (*Seite 141*).

MEDITATION

Atembewusstsein zu entwickeln ist eine gute Basis für das Erlernen von Meditationstechniken. Machen Sie täglich folgende Übungen, und reinigen Sie Ihr Atmungssystem mit einer Nasendusche (*Seite 31*) und mindestens 3 Durchgängen Feueratem (*Seite 32*):

- Im Meditationssitz (*Seiten 35–37*) mit Chin Mudra (*Seite 34*) hinsetzen und 10–20 Minuten lang den Atem beobachten (*Seite 27*).
- Für Einsteiger: 10 Durchgänge einfache Nasenlochatmung, dann 10-mal einfache Wechselatmung (*Seite 53*). Wenn Sie diese beherrschen, 10 Durchgänge volle Wechselatmung (*Seite 55*).
- Beginnen Sie, mit der Vier-Phasen-Atmung (*Seite 91*) zu experimentieren.
- 5–10 Minuten Wirbelsäulenatmung (*Seite 121*) oder Sinne abschalten (*Seite 141*).
- 1–3 Minuten Kopfstand (*Seite 103*) vor dem Meditieren.

MIGRÄNE/KOPFSCHMERZEN

Atemübungen können den Schmerz reduzieren und die Attacken vermindern. Reinigen Sie Ihr Atmungssystem mit einer Nasendusche (*Seite 31*) und mindestens 3 Durchgängen Feueratem (*Seite 32*). Falls Sie bei einem Migräneanfall hyperventilieren, atmen Sie 30 Sekunden lang in eine Papiertüte, dann rasten, und dies so lange wiederholen, bis der Atem regelmäßig ist. Vorbeugend täglich:

- Für Einsteiger: Anfangs 10 Durchgänge einfache Nasenlochatmung, dann 10 Durchgänge einfache Wechselatmung (*Seite 53*). Wenn Sie Letztere beherrschen, 10 Durchgänge volle Wechselatmung mit Atemverhaltung (*Seite 55*).
- 3–5 Minuten lang die Sinne abschalten (*Seite 141*) und Unterbrochene Atmung (*Seite 119*).

VORSICHT: DIE ÜBUNGEN SIND PRÄVENTIV – NICHT BEI KOPFSCHMERZEN ÜBEN.

PRÄMENSTRUELLES SYNDROM

Sieben bis zehn Tage vor der Menstruation ist der Gelbkörperhormonspiegel am höchsten, wodurch der Kohlendioxidgehalt im Blut sinkt. Falls Sie zur Hyperventilation neigen, ist der Gehalt an sich niedrig, und das weitere Sinken kann zu Reizbarkeit, Krämpfen, Kopfschmerzen und Ermüdung führen. Üben Sie in dieser Zeit Folgendes:

- Für Einsteiger: Anfangs 10 Durchgänge einfache Nasenlochatmung, dann 10 Durchgänge einfache Wechselatmung (*Seite 53*). Wenn Sie Letztere beherrschen, 10 Durchgänge volle Wechselatmung mit Atemverhaltung (*Seite 55*).
- Danach beginnen Sie, mit der Vier-Phasen-Atmung (*Seite 91*) zu experimentieren.
- Mindestens 2 Durchgänge Mondgruß (*Seiten 122–127*); auch während der Periode.

SCHLAFLOSIGKEIT

Probieren Sie diese Übungen, um den Körper und Geist zu entspannen:

- Beim Schlafengehen 5–10 Minuten lang die Sinne abschalten (*Seite 141*).
- Führen Sie vor dem Schlafen eine Nasendusche durch (*Seite 31*).
- Üben Sie im Bett die 2:1 Atmung (*Seite 51*).
- Morgens 3 Durchgänge Feueratem (*Seite 32*).
- Falls Sie Einsteiger sind, üben Sie 10 Durchgänge der einfachen Nasenlochatmung, dann der einfachen Wechselatmung (*Seite 53*). Nachdem Sie Letztere perfektioniert haben, 10 Durchgänge der Wechselatmung mit Atemverhaltung (*Seite 55*).
- Gehen Sie in den Pflug (*Seite 147*), und bleiben Sie so lange in der Haltung, wie es Ihnen angenehm ist. Danach gehen Sie in den Fisch (*Seite 101*) und bleiben halb so lange in dieser Pose, um die Nackenmuskeln zu entspannen.

SCHWANGERSCHAFT/GEBURT

Lesen Sie die Seiten 114–115, und besuchen Sie einmal pro Woche Yoga für Schwangere. Informieren Sie sich über die Lamaze-Methode, Bradley-Methode und Grantly-Dick-Read-Methode, und machen Sie möglichst täglich folgende Übungen:

- 10–20 Minuten lang den Atem beobachten (*Seite 27*), und/oder gehen Sie 5–10 Minuten mit dem Atem (*Seiten 92–93*).
- 10 Wiederholungen der einfachen Nasenlochatmung und der einfachen Wechselatmung (*Seite 53*).

- Die Sinne abschalten (*Seite 141*) und Hummelatmung (*Seite 139*).
- Mindestens 2 Durchgänge Mondgruß (*Seiten 122–127*).

VORSICHT: KEIN STOSSWEISES ATMEN (PUMPEN) ODER ATEMANHALTEN; KEIN BAUCHEINZIEHER, KEINE UMKEHRHALTUNGEN UND KEIN WURZEL- UND KINNVERSCHLUSS.

SPORTLICHES LEISTUNGSVERMÖGEN

Beginnen Sie Ihr tägliches Training mit 10–20 Minuten Beobachtung des Atems (*Seite 27*). Reinigen Sie das Atemsystem mit einer Nasendusche (*Seite 31*) und mindestens 3 Durchgängen Feueratem (*Seite 32*). Fügen Sie folgende Übungen zu Ihrem Training hinzu:

- Für Einsteiger: Anfangs 10 Durchgänge einfache Nasenlochatmung, dann 10-mal einfache Wechselatmung (*Seite 53*). Wenn Sie Letztere beherrschen, 10 Durchgänge Wechselatmung mit Atemverhaltung (*Seite 55*).
- 6–12 Durchgänge Sonnengruß (*Seiten 58–61*), gefolgt von einem Kopfstand über 3–5 Minuten (*Seite 103*), um Ihre Balance und Ausdauer zu stärken.

STRESS

Denken Sie an die inhärente Verbindung zwischen Stress, schlechter Atmung und Haltung. Lesen Sie die Seiten 110–113, und machen Sie die Entspannungsatmung auf Seite 111. Probieren Sie verschiedene Atemübungen aus, aber machen Sie die folgenden täglich:

- 10–20 Minuten lang sitzen und den Atem beobachten (*Seite 27*).
- Für Einsteiger: Anfangs 10 Durchgänge einfache Nasenlochatmung, dann 10 Durchgänge einfache Wechselatmung (*Seite 53*). Wenn Sie Letztere beherrschen, 10 Durchgänge volle Wechselatmung mit Atemverhaltung (*Seite 55*).
- Den Brustkorb mit dem Fisch öffnen (*Seite 101*).

TRAUER

Lesen Sie zuerst die Seiten 46–47 und 50–51, dann üben Sie die 2:1 Atmung (*Seite 51*) und fügen folgende Übungen zu Ihrer täglichen Routine dazu:

- Morgens 6–12 Durchgänge Sonnengruß (*Seiten 58–61*) und 1–3 Minuten Kopfstand (*Seite 103*) .
- Für Einsteiger: Anfangs 10 Durchgänge einfache Nasenlochatmung, dann 10 Durchgänge einfache Wechselatmung (*Seite 53*). Wenn Sie Letztere beherrschen, 10 Durchgänge volle Wechselatmung mit Atemverhaltung (*Seite 55*).

- Sonnenatmung (*Seite 71*), um Ihrem Leben wieder einen »Funken« Hoffnung zu geben.
- 10–20 Minuten morgens und/oder abends mit dem Atem gehen (*Seiten 92–93*), um in Gang zu kommen und sich darauf vorzubereiten, dass das Leben weitergeht.
- Liebende-Güte-Atmung (*Seite 99*) – erwähnen Sie auch die Person, um die Sie trauern.

VERDAUUNGSSTÖRUNGEN

Konzentrieren Sie sich auf den nährenden Atem (*Seiten 62–81*), und versuchen Sie, die Hauptmahlzeit gut zu kauen und mittags einzunehmen, wenn das Verdauungsfeuer am stärksten ist. Um das System von Schleim zu reinigen, machen Sie täglich eine Nasendusche (*Seite 31*), üben die Zwerchfellatmung (*Seiten 28–30*) und folgende Übungen:

- Feueratem (*Seite 32*) mit Baucheinzieher (*Seite 73*).
- Für Einsteiger: Anfangs 10 Durchgänge einfache Nasenlochatmung, dann 10 Durchgänge einfache Wechselatmung (*Seite 53*). Wenn Sie Letztere beherrschen, 10 Durchgänge volle Wechselatmung mit Atemverhaltung (*Seite 55*).
- Sandsack-Atmung (*Seite 97*); baut Bauchmuskeln, die beim Verdauen helfen, auf.
- Bei Problemen mit dem Säure-Basen-Haushalt probieren Sie die Zischende Atmung (*Seite 77*).
- Baucheinzieher und Feuerreinigung (*Seite 73*).

WUT

Wenn Sie spüren, dass in Ihnen Wut aufsteigt, konzentrieren Sie sich auf den Atem in den Nasenlöchern oder probieren die 2:1 Atmung (*Seite 51*). Falls Sie häufig zu Wutausbrüchen neigen, lesen Sie die Seiten 46–47 und beginnen folgende tägliche Routine:

- Eine Sitzung von 10–20 Minuten und dabei den Atem beobachten (*Seite 27*).
- Mindestens 2 Durchgänge Mondgruß (*Seiten 122–127*).
- 3 Durchgänge Feueratem (*Seite 32*).
- Für Einsteiger: Anfangs 10 Durchgänge einfache Nasenlochatmung, dann 10 Durchgänge einfache Wechselatmung (*Seite 53*). Wenn Sie Letztere beherrschen, 10 Durchgänge volle Wechselatmung mit Atemverhaltung (*Seite 55*).

VORSICHT: SONNENATMUNG UND JEDE ANDERE FORM WÄRMENDER ÜBUNG MEIDEN.

GLOSSAR

AJNA: *Sechstes Chakra; Energiezentrum zwischen den Augenbrauen, auch »Drittes Auge« oder Stirnchakra*

ALVEOLEN: *Lungenbläschen, in denen beim Atmen der Gasaustausch zwischen Atemluft und Blut stattfindet*

ANAHATA: *Viertes Chakra oder Herzchakra; Energiezentrum in der Mitte der Brust*

APANA: *die abwärts-/auswärtsströmende Manifestation von Prana; der reinigende Atem*

ATMUNGSSYSTEM: *der körperliche Mechanismus des Atmens*

BHANDA: *Muskelverschluss (Kontraktion), der von Yogis bei gewissen Atem- und Körperübungen eingesetzt wird*

BRONCHIEN: *Die Luftröhre verzweigt sich in zwei Hauptbronchien, die sich immer kleiner verästeln und jeden Lungenflügel mit Luft versorgen.*

CHAKRA: *feinstoffliches Energiezentrum*

GASAUSTAUSCH: *Der Sauerstoff dringt von der eingeatmeten Luft durch Kapillaren durch die dünne Membran der Alveolen, und zugleich dringt Kohlendioxid aus dem Blut in die Alveolen, um dann ausgeatmet zu werden.*

HÄMOGLOBIN: *Protein in den roten Blutkörperchen, das den Sauerstoff von der Lunge zu den Zellen befördert*

HATHA YOGA: *Weg des Yoga, der über den physischen Leib führt, der diesen mit* Asana *(Körperübungen),* Pranayama *(Atemübungen) und* Kriyas *(Reinigungsverfahren) stärkt und reinigt, um damit die Klarheit des Geistes zu fördern.*

IDA: *feinstofflicher Energiekanal oder Nadi, der links von der Wirbelsäule verläuft*

INTERKOSTALE MUSKELN: *die Muskeln zwischen den Rippen; diese bewegen die Rippen beim Atemvorgang und unterstützen das Zwerchfell.*

KAPILLAREN (*Haargefäße*): *Die kleinsten Bluttransportgefäße im Körper. Die Kapillarwände bestehen aus einer mikroskopischen röhrenförmigen Zellschicht, die den Gas- und Stoffaustausch ermöglicht.*

KRIYA: *Reinigungsverfahren im Yoga*

LARYNX: *Kehlkopf, der zwischen Pharynx (Rachen) und Trachea (Luftröhre) liegt; der hervorspringende Knorpel wird »Adamsapfel« genannt.*

MANIPURA: *drittes Chakra oder Solarplexuschakra; Energiezentrum im Sonnengeflecht*

MUDRA: *Handgeste und Yogahaltung, die dazu dient, feinstoffliche Energie zu »versiegeln«*

MULADHARA: *das erste und unterste Chakra, auch Wurzelchakra; Energiezentrum, das sich an der Wirbelsäulenbasis befindet.*

NADI: *feinstofflicher Energiekanal; entspricht den Meridianen in der Akupunktur.*

NEBENHÖHLEN: *Hohlraum im Gesicht, hinter den Backenknochen und der Stirn*

PHARYNX (RACHEN): *die Röhre hinter Nase und Mund, die sich am Larynx (Kehlkopf) in Ösophagus (Speiseröhre) und Trachea (Luftröhre) teilt; er gilt sowohl als Teil des Verdauungs- als auch Atemsystems.*

PINGALA: *subtiler Energiekanal oder Nadi, der sich rechts von der Wirbelsäule befindet*

PRANA: *Lebenskraft; Lebensenergie; Äquivalent zum chinesischen Begriff des Chi und des japanischen Ki*

PRANAYAMA: *Kontrolle des Prana; die yogische Wissenschaft der Atemlenkung bzw. Atembewusstheit*

SAHASRARA: *siebentes und höchstes Chakra, auch Kronenchakra; Energiezentrum am Scheitel*

SAMANA: *verdauende/ausgleichende Manifestation von Prana; der nährende Atem*

SUSHUMNA: *zentraler Nadi, der entlang der Wirbelsäule verläuft*

TRACHEA: *Luftröhre, Atemweg*

UDANA: *aufwärts »fliegende« Manifestation von Prana; der expressive Atem*

VISUDDHA: *fünftes Chakra oder Kehlchakra; Energiezentrum am Hals*

VYANA: *die Manifestation von Prana, die die Energie verteilt; der expansive Atem*

ZWERCHFELL: *der größte Muskel im Körper und der wichtigste Atemmuskel; trennt die Brust- von der Bauchhöhle*

WEITERFÜHRENDE LITERATUR

- Ambikananda, Swami, *Breathwork*, Thorsons, London & New York, 2001
- Desikachar, T.K.V., *Yoga. Gesundheit von Körper und Geist*, Theseus, Berlin, 2000
- Frawley, David, *Yoga und Ayurveda*, Motilal Banarsidass, New Delhi, 2002
- Hendricks, Gay, *Bewusst atmen. Persönlichkeitsentwicklung durch Atemarbeit*, Droemer/Knaur, München, 2000
- Iyengar, B.K.S., *Licht auf Pranayama*, Barth, München, 2005
- Iyengar, B.K.S., *Der Urquell des Yoga*. Scherz, Bern, 1995
- Johari, Harish, *Swara Yoga, Atem, Geist, Bewusstsein*, Sphinx, Basel 1992
- Kaminoff, Leslie, *Yoga-Anatomie*, Riva/Nymphenburger, München, 2007
- Lewis, Dennis, *Das Tao des Atmens*, Rororo, Reinbeck 1999
- Niranjanananda, Swami, *Prana, Pranayama, Prana Vidya*, Yoga Publications Trust, Bihar, 1994
- Novozhilov, Andrey, *Leben ohne Asthma*, Mobiwell, Friedberg, 2004
- Rama, Swami, *Die Wissenschaft vom Atem. Eine praktische Einführung in Pranayama*, Goldmann, München, 2000
- Rosen, Richard, *Yoga of Breath*, Shambala, Boston, 2002
- Saradananda, Swami, *Chakra Meditation*, Duncan Baird Publishers, London & New York, 2008
- Sen Gupta, Ranjit, *Pranayama. Vitalität und geistige Klarheit durch bewusstes Atmen*, Via Nova, Petersberg, 2005
- Van Lysebeth, Andre, *Die große Kraft des Atems*, Scherz, Bern, 1995
- Vishnu-Devananda, Swami, *Complete Illustrated Book of Yoga*, Crown Publishers, New York, 1960
- Vishnu-devananda, Swami (Hrsg.), *Hatha Yoga Pradipika*, OM Lotus Publishing, New York, 1987
- Weil, Andrew, *Heilung aus eigener Kraft*, Sounds Goldmann, Leipzig, 1997

QUELLEN

- **Alexander-Technik** www.alexander-technik.org: setzt Spannung frei, indem sie Ihre Atmung umschult.
- **Art of Living Foundation** www.artofliving.org: Sri Sri Ravi Shankars einfache Atemtechniken.
- **Autogenes Training** www.dgaehat.de: verbale Entspannung verlangt nach einer Kontrolle des Atmens.
- **Bioenergetics** www.bioenergetictherapy.com: den Atem benutzen, um Muskelverschleiß entgegenzuwirken.
- **Buteiko-Methode** www.buteyko.co.uk: Atemtechniken zur Behandlung von Atemwegserkrankungen.
- **Dennis Lewis** www.dennislewis.org: das Werk des Autors von *Das Tao des Atmens*.
- **Gurdjieff** www.gurdjieff.org: psycho-spirituelle Transformation mit Fokus auf der Atmung.
- **Holotropes Atmen** www.holotropic.com: psychotherapeutischer Ansatz zur Atmung.
- **Kampfkunst**: Beschäftigen Sie sich mit dem Atmen bei Akido, Karate, Chi Gong und Tai Chi.
- **Rebirthing-Atemarbeit** www.rebirthing breathwork.co.uk: Technik des zirkulären Atmens.
- **Yoga**: Informieren Sie sich beim Berufsverband der Yogalehrenden in Deutschland (www.yoga.de).

REGISTER

DANKSAGUNGEN

BILDNACHWEIS

22 Aus *Subtle Body: Essence und Shadow* von David V. Tansley, Thames & Hudson Ltd., London und New York

DANKSAGUNGEN DER AUTORIN

Ich danke Kelly Thompson, die mir die Inspiration zu diesem Buch gab und das Projekt ins Rollen brachte. Ich habe fünf Prana-Visualisierungen aus Dr. David Frawleys Buch *Yoga und Ayurveda* in meine Kurse integriert, die die hinter dem Buch stehende Motivation stark untermauern.

Kontakt zu Swami Saradananda:
www.FlyingMountainYoga.org

DANKSAGUNG DES VERLAGS

Der Verlag dankt dem Modell Sarina (MOT Models) und der Stylistin Justine Martin.